# 東京マザーズクリニックの慈愛ごはん

鈴木 薫

監修 東京マザーズクリニック

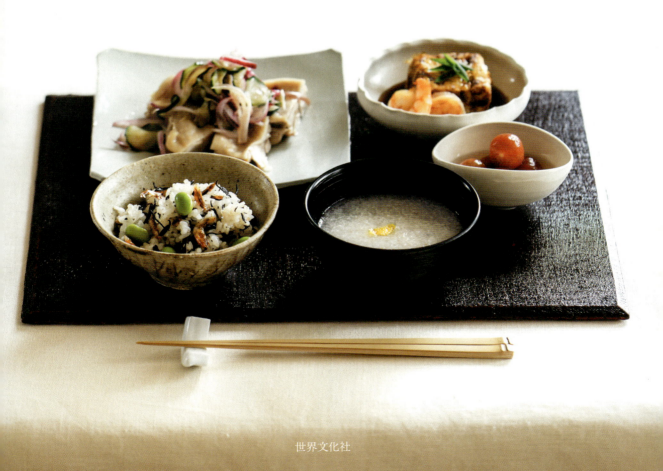

世界文化社

# はじめに

林院長先生から、産院を開院するので食事のアドバイスをもらえないか
というお話をいただいた時、
私は双子を出産し、長い入院生活を経験した直後でした。

3ヶ月ほど入院し、無事に退院したのですが、
ひたすら病室で安静にしていなくてはいけない、
外出もできない病院生活のなかで実感したのは、
毎日の食事は栄養を摂るためだけでなく、
生活のモチベーションを上げてくれる、ということでした。

そこで、林先生と話し合いをして決めたのは、
ただ良い素材を使うというだけでなく、手作りの温かみを感じられる、
慈愛に満ち、栄養のバランスのとれた家庭的な食事を提供し、
心も体も回復してもらおう、ということでした。
そして、慣れない病院生活を明るい気分で過ごせるよう、
あまり病院食では出ないようなエスニックな味のものを取り入れたり、
器にこだわったり……と、
香りや見た目でも食欲がわいてくるメニューを考えることにしました。

嬉しいことに患者さんたちからはとても喜んでいただけました。
このメニューのレシピを教えてほしい、という声も多くなり、
毎日、1品選んでお膳にレシピをつけるようになりました。
林先生のお医者様としての経験や医療技術、
クリニックのホスピタリティとともに
ブログや口コミでも、食事のことが広まっていきました。
そして、クリニックの料理本を出版することになりました。

本書を作るにあたり、クリニックの食事を、
家庭で作りやすく、よりシンプルで、
身近な材料でできるレシピに変えています。
産後の方だけではなく、疲れている方、ストレスがたまっている方、
体調が悪い方など、ひとりでも多くの方に献立の参考にしていただき、
食事で元気になってくださったら嬉しいです。

弱っている時は、温かいもの、
手作りの慈愛あふれるものを食べると回復度が違います。
私も、子育てでヘトヘトな時、仕事で疲れてしまった時、
少し重い腰を上げて、手抜きでもごはんを作るようにしています。
作ること、食べることで、なぜか乗り越えられる力がわいてきます。

皆様に、心と体を慈しむ、おいしいごはんが届きますように。

鈴木 薫

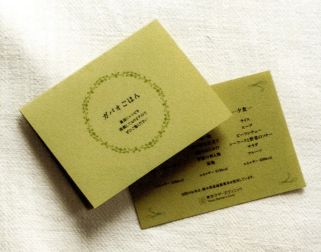

# 目次

2 はじめに

6 Introduction
東京マザーズクリニックの
心と体を慈しむ食事とは?

8 使いたい調味料と食材

## 1章 メインのお皿 12

14 豚肉のステーキ ハニーマスタードソース
16 蒸し鶏の甘酢ソース 野菜のせ
18 金目鯛ときのこの中華蒸し
20 ミルフィーユビーフカツ
22 豚バラ肉と長いもの梅風味蒸し
24 牛肉と大根の麻婆豆腐
26 さばのレモン焼き
28 甘酒チキンロースト
30 たらと豆腐のみそグラタン
32 かじきのタンドリーフィッシュ
34 牛肉のトマトすき煮

## 2章 ごはんと麺 38

40 セロリのガパオライス
42 韓国風海苔巻き
44 豚肉と大根の炊き込みごはん
46 とろりそうめん カリカリじゃこのせ
48 ひじきと桜えびと枝豆の混ぜごはん
50 ココナッツミルクカレー
52 ボウルであえるだけパスタ
オイルサーディンの冷製カッペリーニ
納豆と大根のふわとろスパゲッティ
たらことじゃがいものペンネ
生ハムとルッコラのスパゲッティ

## 3章 スープ 58

60 甘酒ミネストローネ
62 鶏団子と白菜のココナッツミルクスープ
63 干しえびと豆苗のスープ
64 おろしれんこん汁
66 とろりかきたま汁
モロヘイヤスープ
67 トマトとしじみと春雨のスープ
大根とパン粉のミルクスープ

## 4章 サラダと野菜の小鉢 68

70 料理をラクにする野菜のひと手間保存
72 ナッツとカッテージチーズのサラダ
73 春菊とりんごのサラダ
74 カリフラワーとスナップえんどうのサラダ
75 にんじんとオレンジのサラダ
76 パプリカの白あえ
さつまいものきんぴら
77 ちんげん菜と炒り卵の酢のもの
キャベツとザーサイのあえもの
78 季節野菜のナムル3種
かぶのナムル
なすのナムル
しいたけのナムル
80 ミニトマトのおひたし
オクラとクリームチーズのあえもの
81 アスパラガスのごまあえ
セロリと大葉のあえもの

# 5章 もう1品の人気メニュー 84

86 春巻き2種
 いかといんげんの春巻き
 かぼちゃとチーズのカレー風味春巻き
88 野菜のジョン
90 えびのすり身揚げパン
91 フィンガーパイ
92 花がつおの揚げ出し豆腐
94 切り干し大根とあさりのエスニック風
95 ひよこ豆とソーセージのソテー
96 車麩の卵とじ
97 明太卵焼き

# 6章 2品の朝ごはん 98

100 中華がゆと卵焼きの朝ごはん
 中華がゆ
 台湾風卵焼き
102 フレンチトーストとスープの朝ごはん
 豆乳フレンチトースト
 ポトフ風スープ
104 ボリュームサラダとトーストの朝ごはん
 ボリュームサラダ
 バナナピーナッツバタートースト
106 ホットドッグとスクランブルエッグの朝ごはん
 バターキャベツのホットドッグ
 トマトスクランブルエッグ

# 7章 おやつ 110

112 あんずの寒天寄せ
113 豆乳と黒糖の寒天寄せ
114 アボカドアイスクリーム
115 甘納豆ときな粉のアイスクリーム
116 りんごのコンポート
118 全粒粉のチーズナッツマフィン

## Clinic Column

36 1 産後や疲れている方に必要な栄養
56 2 クリニックでは器にもこだわっています
82 3 夜食を少し……
108 4 クリニックで人気の季節のグリーンスムージー
120 5 献立の立て方にはコツがあります

122 東京マザーズクリニックが
 大切にしていること
124 食材別さくいん
126 おわりによせて

---

**【この本の約束ごと】**

◉材料は特に表記のないものは、2人分を基本としています。
◉電子レンジの加熱時間は600Wを基準にしています。機種によって多少の差が出ることがあります。
◉この本で使用している1カップは200ml、1合は180mlです。計量スプーンは大さじ1＝15ml、小さじ1＝5mlです。1ml＝1ccです。
◉だし汁は、p.7で紹介している3つのどれを使っていただいても同じ分量で大丈夫です。市販のだしパック（できれば化学調味料無添加）の場合は、外袋などに記載されている方法でお使いください。
◉油と表記しているものは、この本では米油を使用しています。
◉分量の少々とは、親指と人差し指でつまんだ分量で、適量はちょうどよい量、または好みの量ということです。

# Introduction
## 東京マザーズクリニックの 心と体を慈しむ食事とは?

クリニックの料理に難しいルールは一切ありません。旬の素材をおいしくいただくこと。食べたいという気持ちを応援すること。体が弱っている時の疲れ、出産での不安や緊張、それらをほぐして癒してくれる、おだしのいい香りや温かい手作りの味。おうちでのごはんは日常です。手作りすれば、簡単なものでも体が喜びます。

### 「食べてはいけないもの」はありません

食事の基本は、食べたいものを楽しい気持ちで食べること。体の回復には、ストレスなく、手作りの温かいものを食べるのがいちばん。授乳中のお母さんも同じです。乳腺炎のことを気にして、油ものや乳製品などを避けるより、まずはバランス良く食べることを心がけてみてください。

### 調理の工夫でおいしく塩分を減らせます

塩分の摂りすぎは、腎臓に負担がかかり、むくんでだるくなったり、高血圧につながるなど体に良くありません。かつおや昆布などでおだしをしっかりとれば、風味が増して塩けが薄くてもおいしく感じられます。また、ハーブやスパイスを効果的に使って、塩分を抑える工夫をします。

### たんぱく質をしっかり摂って元気回復

肉や魚、卵などに含まれるたんぱく質は、筋肉や骨、髪の毛や爪に至るまで、あらゆる体づくりに使われます。また、ホルモンを作ったり、うつを予防してくれたりと、心の健康にも貢献。献立を立てるときは、炭水化物少なめでたんぱく質多め、が理想的です。

### メインのお皿は野菜でボリュームアップ

クリニックでは、メインのお皿にも野菜がたっぷりのっています。難しく考えず、旬の野菜をたっぷりと添えたりのせたりするだけ。カリフラワーやマッシュルームなど生でもおいしい野菜もありますし、肉や魚の調理の際に、同じフライパンや鍋で一緒に調理してしまえばラクです。

## 旬の素材を使うことで、おいしさも栄養も倍増します

今回のレシピの材料はほんの一例です。特に野菜や魚は、季節によって旬のものに変えてみてください。旬の素材は、さほど手をかけなくてもとてもおいしいし、栄養もその季節は大幅にアップします。家計にも優しいですよね。

## 切り方や素材選びで食べやすさを意識して

産後や疲労時は、食べるという行為自体が面倒に感じることもあります。ポロポロしたものや、つかみづらいものはそれだけでストレスになりますから、クリニックではたとえば、ガパオも麻婆豆腐もひき肉は使いません。片手でも食べられるよう、こま切れ肉やバラ肉を使います。

## 家庭では調理の工程を減らして簡単に

クリニックでは少し手間をかけて作っているものもありますが、家庭では手間なしでおいしくできる方法がいくらでもあります。たとえば、電子レンジで全て調理してしまったり、同じフライパンで付け合わせまで作ったり。包丁を使わず麺棒でたたいたりするレシピも登場します。

---

### だしのとり方 3種

私が家で作っている3つのおだしです。どのだし汁をどのお料理に合わせても大丈夫ですが、たとえば、普段はかつおだしで、カルシウムが足りないなと思う時は煮干し、ミネラルが欲しいなと思う時は昆布、というように使い分けています。かつお節は花がつおを使っています。

### かつおだし

鍋に水1リットルを入れて火にかけ、沸騰したらかつお節30gを加えて火を止める。1〜2分おき、かつお節が沈んだら、ペーパータオルを敷いたざるや茶こしで濾す。

### かつお昆布だし

鍋に水1リットル、さっと拭いた昆布1枚（約4×6cmのもの）を入れて30分以上おく（ひと晩おいても。夏場は冷蔵庫へ）。それを火にかけ、昆布の周りに気泡がついたら取り出し、沸騰したらかつお節20gを加えて火を止める。1〜2分ほどおき、ペーパータオルを敷いたざるや茶こしで濾す。

### 昆布煮干しだし（水出し）

だし用ジャーなどに水1リットル、さっと拭いた昆布1枚（約4×6cmのもの）、頭とワタを取った煮干し6本を入れて、冷蔵庫でひと晩おく(約1週間、保存可能。ただし、煮干しは1日で取り出す)。※だしパックなどにかつお節10gを入れて、煮干しの代わりに加えても。

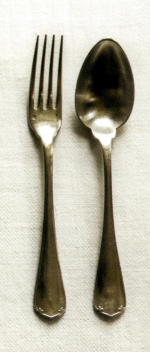

# 使いたい調味料と食材

油や砂糖や塩は、生涯にわたり毎日のように使うものだから、体に害のないものを選びましょう。私が料理によく使う甘酒やナンプラーもご紹介します。

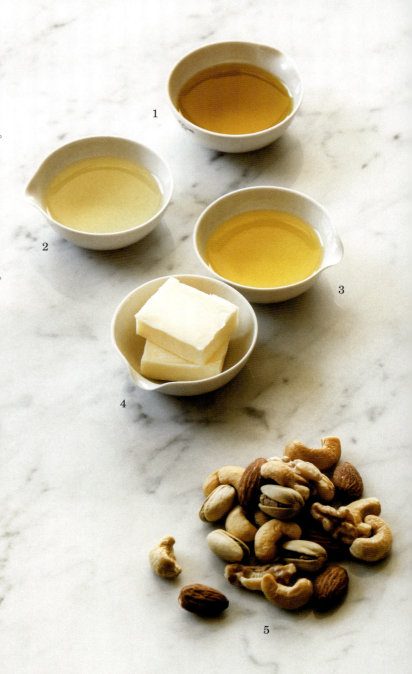

1) **オリーブオイル**

   腸のぜん動運動を促すので、便秘解消に。抗酸化作用があり、老化防止や生活習慣病の予防にも。エキストラバージンを選んで。

2) **米油**

   揚げものや炒めものなど、普段使いの油には、サラダ油より酸化しにくい米油がおすすめ。抗アレルギー作用があることもわかっている。

3) **エゴマ油、アマニ油**

   青魚にも含まれるDHAやEPAに変化する成分を含む。記憶力を上げたり、抗うつ作用も。加熱すると酸化するので、生食で。

4) **バター**

   トランス脂肪酸のマーガリンに比べ、乳脂肪分でできているバターは、ビタミンAやカルシウムを含み、栄養面で優れている。

5) **ナッツ類**

   ビタミンEや、カリウム、マグネシウムといった慢性的に不足しているミネラルが豊富。酸化しやすいので、小分け包装のものがよい。

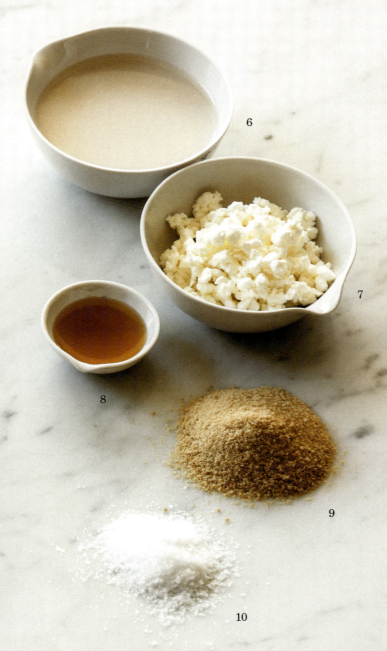

### 6) 甘酒

調味料として使えば、砂糖を使わずに優しい甘さが出て、コクも増す。スープや、肉の下味に。疲労回復効果が期待できる。

### 7) カッテージチーズ

主張しすぎない味なので、サラダのトッピングなど料理に使いやすい。脂肪分が少なく、手軽にカルシウムが摂れる。

### 8) ナンプラー

魚の旨味が凝縮されているので、だし要らず。カレーやスープ、炒めものなど、少し入れるだけで、エスニックな味わいに。

### 9) きび砂糖

砂糖は、白砂糖や三温糖のように精製されていない、きび砂糖を使いたい。さとうきび本来の味と、ミネラルが多く残る。

### 10) 粗塩

塩も精製されていない粗塩を使えば、海のミネラルがたっぷり。海塩は味も優しくまろやかで、岩塩はシャープな塩け。

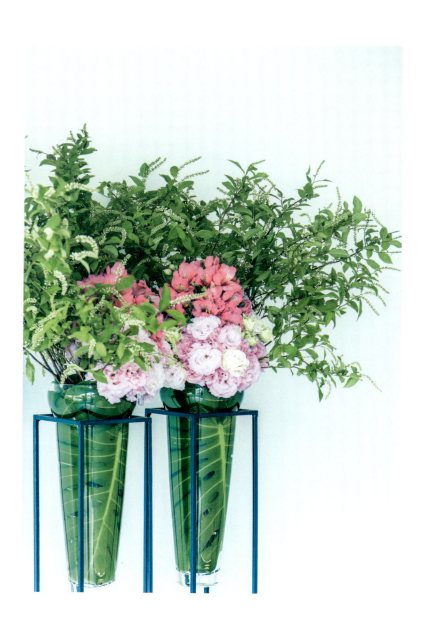

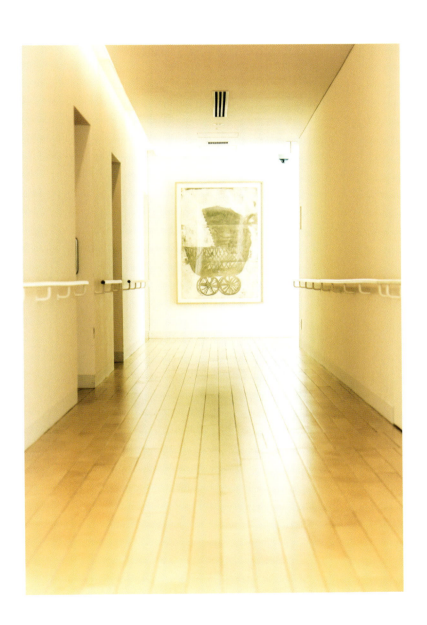

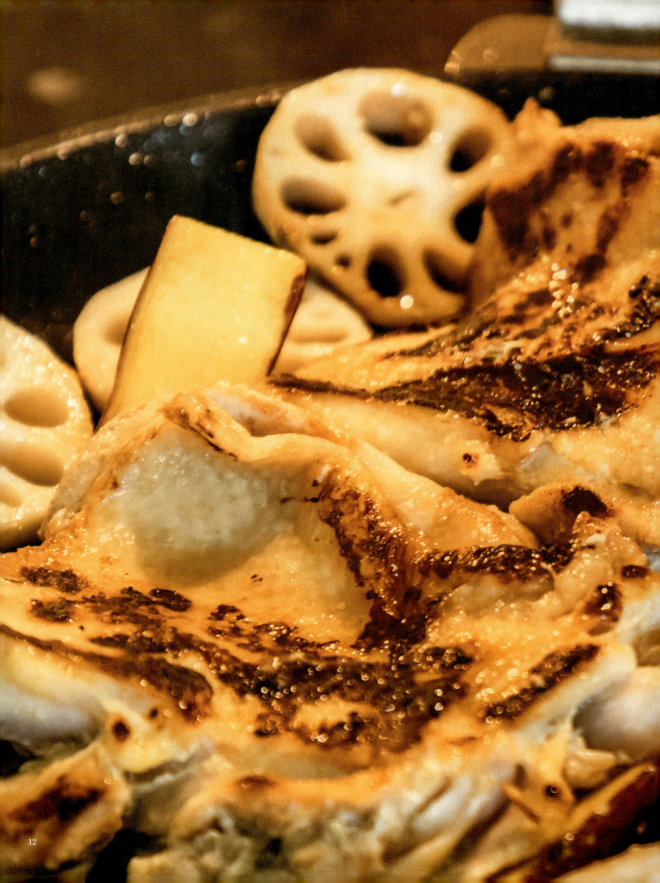

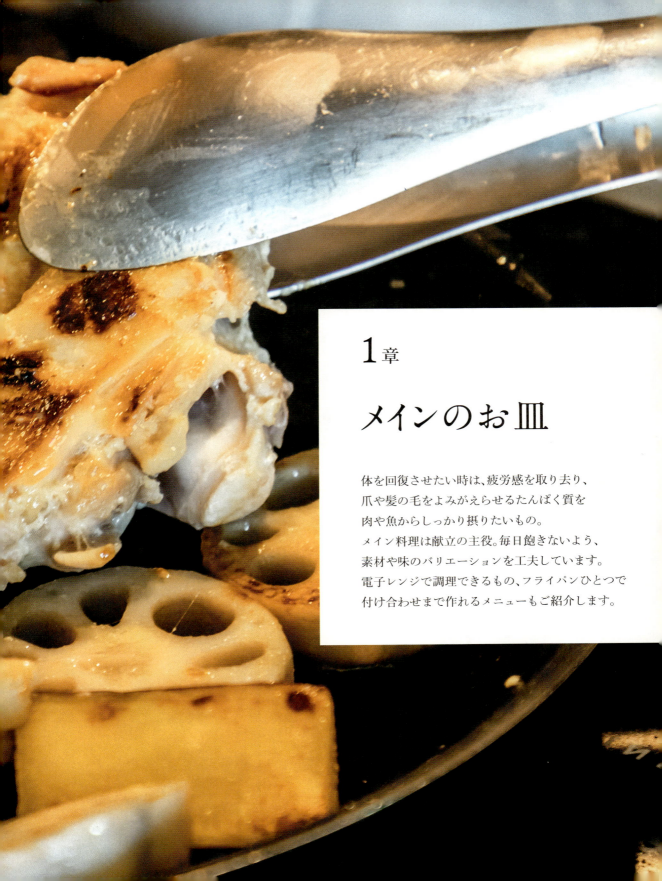

1章

# メインのお皿

体を回復させたい時は、疲労感を取り去り、
爪や髪の毛をよみがえらせるたんぱく質を
肉や魚からしっかり摂りたいもの。
メイン料理は献立の主役。毎日飽きないよう、
素材や味のバリエーションを工夫しています。
電子レンジで調理できるもの、フライパンひとつで
付け合わせまで作れるメニューもご紹介します。

# 豚肉のステーキ ハニーマスタードソース

とろみのある甘辛いソースが
香ばしく焼いた肉とよくからみます。
ソースが濃厚なので、付け合わせはサッパリと。
鶏肉や牛肉にも合う万能なソースです。

■材料
豚バラ肉(かたまり)……250g
塩、こしょう……各少々
ホワイトマッシュルーム……4個
アスパラガス……4本
白ワイン……50ml
はちみつ……大さじ2
しょうゆ……大さじ2
粒マスタード……大さじ1
オリーブオイル……大さじ1/2

■作り方
1. 豚肉は1cm厚さに切り、塩、こしょうをふる。マッシュルームは、5mm厚さに切る。アスパラガスは根元や硬い部分の皮をピーラーでむいて長さを半分に切り、さっとゆでる。

2. フライパンにオリーブオイルを入れて中火で熱し、1の豚肉を並べる。焼き色がついたら裏返し(a)、肉から出た脂を軽くふき取り、白ワインを注ぐ。ふたをして弱めの中火で5分ほど蒸し焼きにして取り出す。

3. 2のフライパンにはちみつを入れて中火で軽く煮立たせ、しょうゆ、粒マスタードを加える。とろりとしたら(b)豚肉を戻し入れ、からめる。

4. 皿に豚肉を盛ってフライパンに残ったソースをかける。アスパラガス、マッシュルームを添える。

a
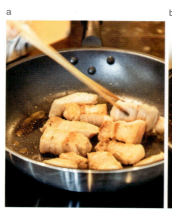

b
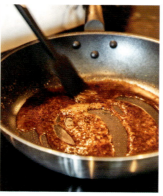

### 慈愛MEMO

豚肉には、疲労を回復してくれるビタミン$B_1$がたっぷり含まれています。**疲労感が激しい時**に、摂り入れたい食材です。また、糖質の代謝を促し、エネルギーに変えてくれるのも、嬉しいポイント。今回はやわらかいバラ肉で調理しました。

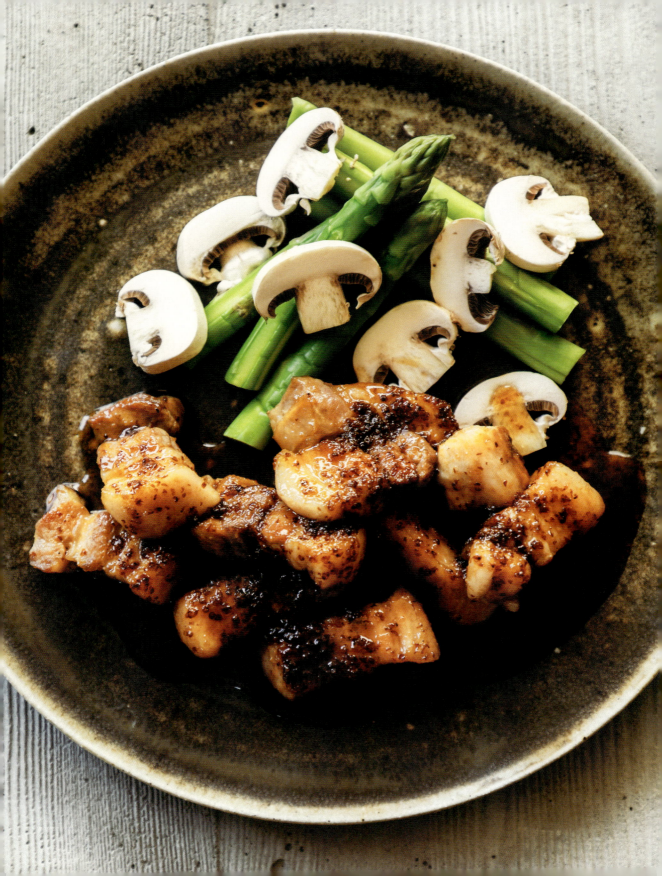

# 蒸し鶏の甘酢ソース 野菜のせ

暑い時にも食欲がわく、夏の人気メニューです。
甘酢であえたきゅうりや香味野菜が
コクがありやわらかいもも肉と相性抜群。
火を使わず電子レンジで調理できます。

■材料

鶏もも肉……2枚（約500g）
塩……適量
酒……大さじ1
しょうが（薄切り）……4枚

きゅうり……1本
塩……小さじ1
紫玉ねぎ……1/2個
みょうが……2個

甘酢
　酢……大さじ2
　砂糖……大さじ1+1/2
　塩……少々

■作り方

1. きゅうりは薄い小口切りにしてポリ袋に入れ、塩をふり入れて軽くもむ。空気を抜いて口をしばり、10分ほどおく（a）。紫玉ねぎ、みょうがは薄切りにして10分ほど水にさらす。

2. ボウルに甘酢の材料を合わせ、水けをきったきゅうり、紫玉ねぎ、みょうがを加えてあえ、冷蔵庫で冷やしておく（b）。

3. 耐熱皿に鶏もも肉を並べ、しっかりと塩をして酒を全体にふり、しょうがをのせる（c）。ラップをかけて電子レンジで6〜8分火がとおるまで加熱する。

4. 皿に食べやすい大きさに切った鶏肉を盛り、**2**をのせる。

a

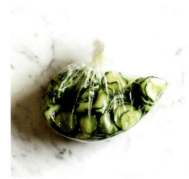

b

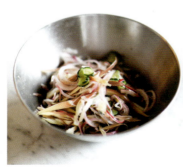

c

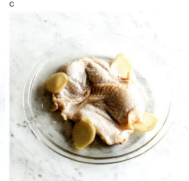

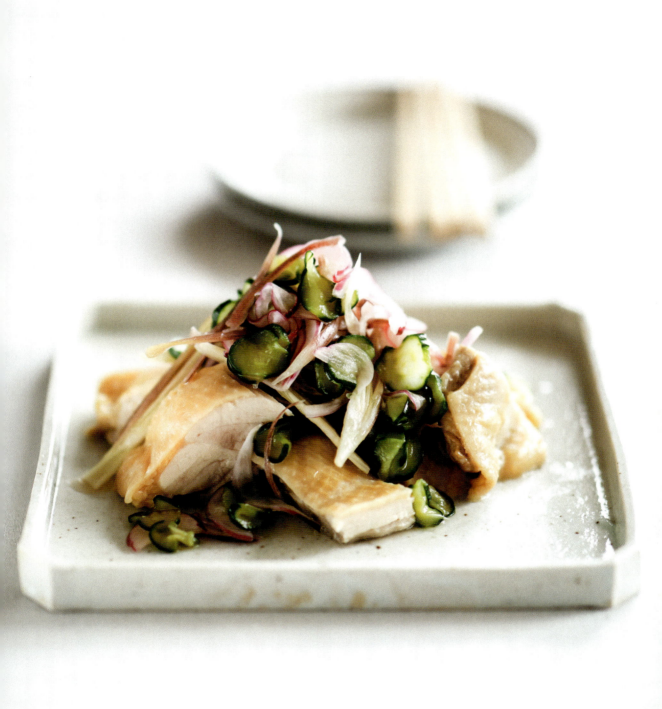

# 金目鯛ときのこの中華蒸し

耐熱皿に、魚、付け合わせ、調味料も全てのせて、
電子レンジでチンするだけの簡単レシピ。
金目鯛はもちろん、たらや鮭など、
どんな魚でもおいしくできるので、旬の魚で試してみてください。

■材料

金目鯛（切り身）……2切れ
塩、こしょう……少々
しめじ……1/2パック
舞茸……1パック
長ねぎ……1本
黒酢……大さじ2
紹興酒……大さじ2
しょうゆ……大さじ1
ごま油……小さじ2
香菜……適量

■作り方

1. 金目鯛に塩、こしょうをふる。きのこ類はいしづきを落とし、小房に分ける。長ねぎは斜め薄切りにする。

2. 耐熱皿に薄くごま油（分量外）をひいて金目鯛を並べ、黒酢、紹興酒、しょうゆをかける。1のきのこと長ねぎをのせてラップをかけ、電子レンジで6〜8分加熱する。

3. お皿に金目鯛を盛り、きのこと長ねぎを残った汁とあえて添え、ごま油をまわしかけ香菜をのせる。

### 慈愛MEMO

**丈夫な骨や歯を維持するために**は、たんぱく質、カルシウム、ビタミンDを組み合わせて摂ることが有効です。魚ときのこの組み合わせは、これが叶う最強コンビ。黒酢は、普通のものでもおいしいですが、中国黒酢を使えば、より本格的な味を楽しめます。

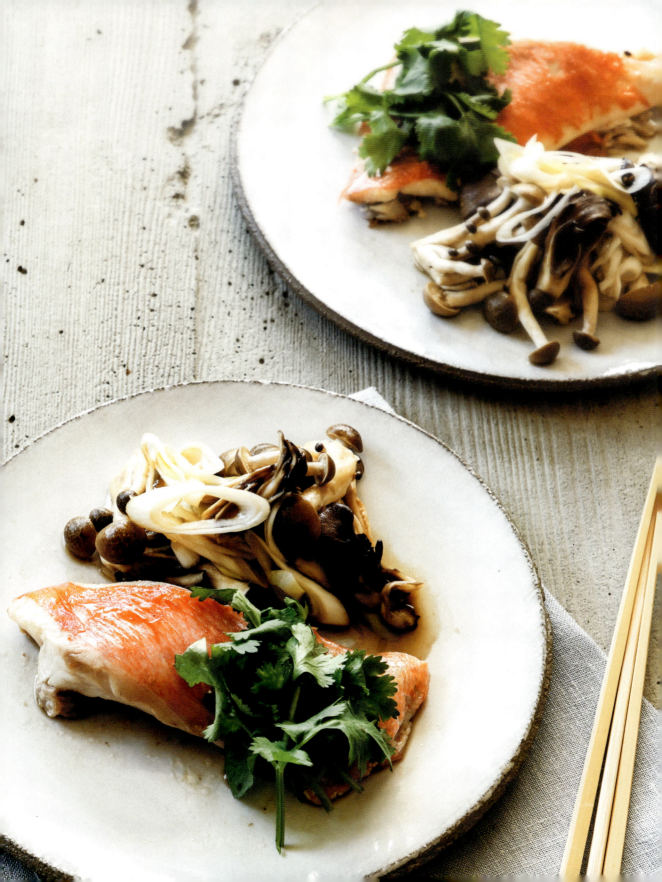

# ミルフィーユビーフカツ

こま切れ肉でできてしまうビーフカツです。
薄いお肉を重ねて作るので、ボリュームが出て、
やわらかくジューシー。
牛肉の味を引き立てる、わさびソースを添えます。

■材料
牛こま切れ肉……250g
塩、こしょう……各少々
小麦粉……適量
溶き卵……1個分
パン粉……1/2カップ
油……適量

Ⓐ しょうゆ……大さじ1
　みりん……大さじ1
　練りわさび……小さじ1/2

チコリ……適量

■作り方
1. 牛肉は広げ、塩、こしょうを軽くふる(a)。約5cm四方になるように重ねたり折りたたんだりして(b,c)、小麦粉、溶き卵、パン粉の順に衣をつける(d)。

2. Ⓐの材料を合わせ、わさびソースを作る。

3. フライパンに油を深さ5mmほど入れて中火で温め、**1**を並べ入れる。途中上下を返しながら色よく揚げて油をきる。

4. 器に**3**を盛り、チコリ、わさびソースを添える。

### 慈愛MEMO

牛肉は、鉄分のなかでも人体への吸収率の高いヘム鉄が多く含まれ、**貧血を予防**してくれます。こま切れ肉は大きさがマチマチですが、だいたい3枚重なるのを目安に、折ったり重ねたりして。

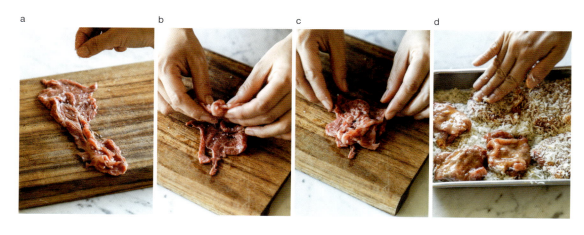

a　b　c　d

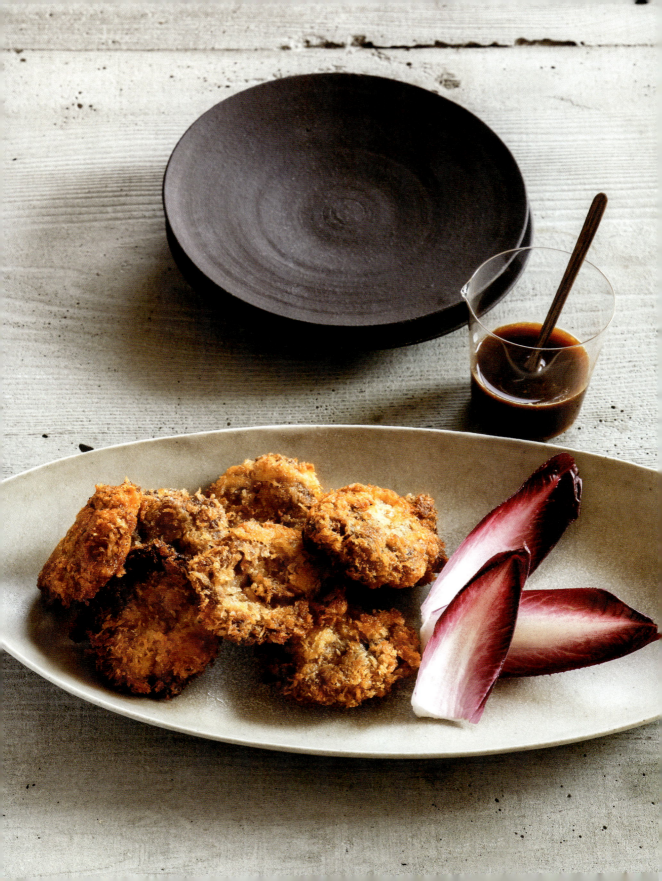

# 豚バラ肉と長いもの梅風味蒸し

長いもは皮ごとポリ袋に入れて麺棒でたたくだけ！
手も汚れず簡単で、包丁で切るより
粘りととろみが出るのにサクサク感が残ります。
梅干しとえのきが良いおだしになり、箸がすすみます。

■材料

豚バラ肉……200g
長いも……1/2本(約250g)
えのき茸……1袋
塩……少々
酒……大さじ2

Ⓐ 梅干し(種を除いてたたく)……大3個分
　かつお節……5g
　しょうゆ……大さじ2
　みりん……大さじ3
　砂糖……小さじ2
　ごま油……大さじ1

かつお節……適量

■作り方

1. 長いもはひげ根を取って皮ごとよく洗う。ポリ袋に入れて、袋の上から麺棒などでたたき、ひと口大にする（a）。豚肉は長さを4等分に切る。えのき茸は根元を切り落とし、小房に分ける。

2. 耐熱皿に1の長いもを並べて、上にえのき、豚肉を広げてのせ、塩、酒をふる（b）。ラップをかけて電子レンジで8〜10分加熱する。

3. Ⓐの材料を混ぜ合わせ、2の全体にまわしかけ、かつお節を散らす。

a
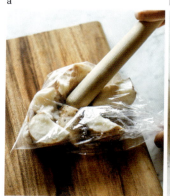

b
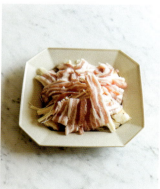

### 慈愛MEMO

長いもは**滋養強壮**に役立ち、消化も促進してくれた優れた食材。梅干しはクエン酸が**疲労を回復**させ、胃酸を分泌させて**胃もたれを防い**でくれます。豚肉も、疲労を回復してくれる食材なので、元気になること間違いなしのひと皿です。

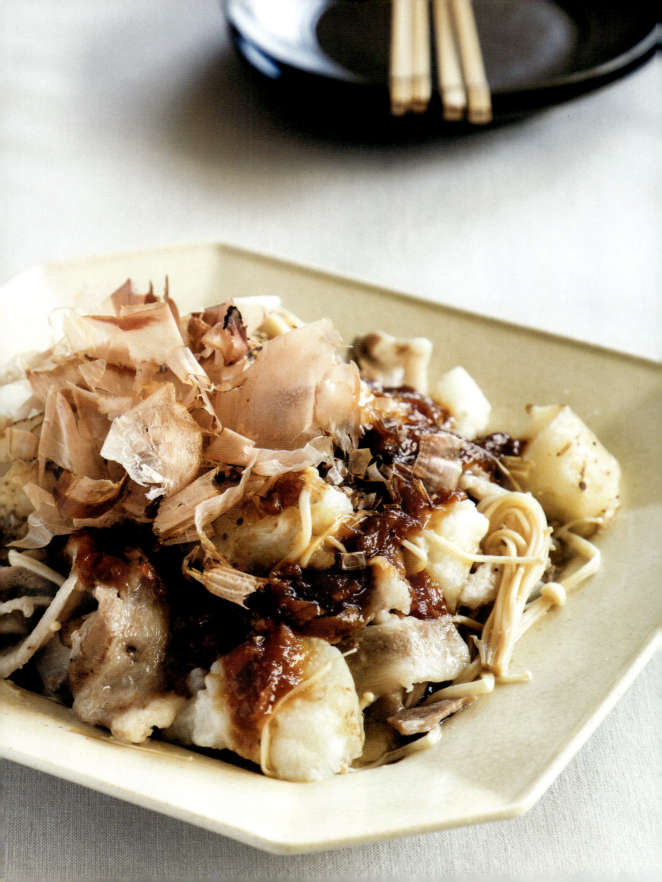

# 牛肉と大根の麻婆豆腐

麻婆豆腐に旬の野菜を足して作ります。
大根を入れれば味がしみて美味。食感の違いも楽しめます。
春は新玉ねぎ、夏はなす、秋はきのこなどが合います。
ひき肉は使わず牛こまに。ボリューム感と食べやすさがアップします。

■材料

牛こま切れ肉……150g
大根……200g
木綿豆腐……200g
長ねぎ……1/2本
しょうが……1かけ
にんにく……1片
豆板醤（好みで）……小さじ1
こしょう……少々

Ⓐ みそ……大さじ1
　オイスターソース……大さじ2
　トマトケチャップ……大さじ1
　しょうゆ……大さじ1
　酒……大さじ2
　砂糖……大さじ1
　鶏がらスープの素……小さじ1

水……150ml

水溶き片栗粉
　片栗粉……大さじ1
　水……大さじ2

油……大さじ1
ごま油……大さじ1/2

■作り方

1. 大根は7mm厚さのいちょう切りにする。豆腐はキッチンペーパーで包んで耐熱皿にのせ、電子レンジで2分ほど加熱して水切りし、ひと口大にちぎる。長ねぎ、しょうが、にんにくはみじん切りにする。Ⓐの材料を合わせておく。片栗粉に水を合わせ水溶き片栗粉を作る。

2. フライパンに油を弱火で熱し、しょうが、にんにく、豆板醤を加えて炒める。香りがたったら中火にし、牛肉と大根を入れ、こしょうをふって炒める。肉の色が変わったら、豆腐、Ⓐを加えて炒め合わせ、水を加えて10分ほど煮る。

3. 2に長ねぎを加えてさっと炒め合わせ、火を止めて水溶き片栗粉を加えて混ぜる。再び火にかけ、とろみがつくまで全体を大きく混ぜ、火を止めて、ごま油を加える。

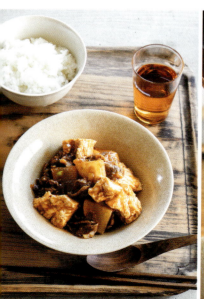
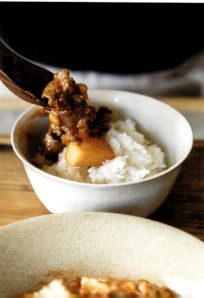

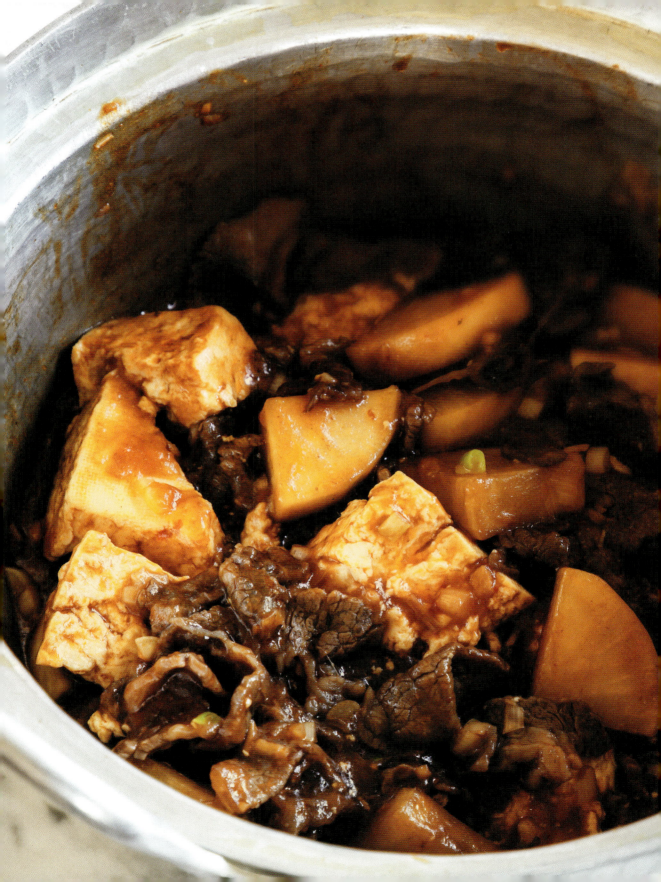

# さばのレモン焼き

さばに切り込みを入れてレモンをはさむだけで、
いつもの塩焼きが違った味に。
臭みが取れて、レモンの香りで食欲が増します。
強めの火加減で、皮に焼き色をつけてパリッとさせます。

■材料

さば(切り身)……2切れ
レモンの輪切り……3枚
塩……小さじ1/2

■作り方

1. レモンの輪切りは半分に切る。

2. さばは、塩(分量外)を強めにして5分ほどおく。出てきた水分をさっと水で洗い流し、キッチンペーパーで水分をしっかりふき取り(a)、さらに塩を全体にふる。皮目に包丁の刃先で切り込みをそれぞれ3つ入れ、レモンを差し込む(b)。

3. 220℃に温めておいたオーブンまたは魚焼きグリルで10分ほど焼く。

a
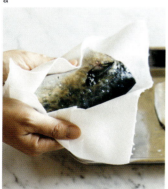

b
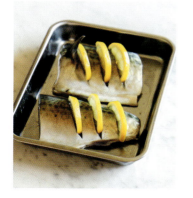

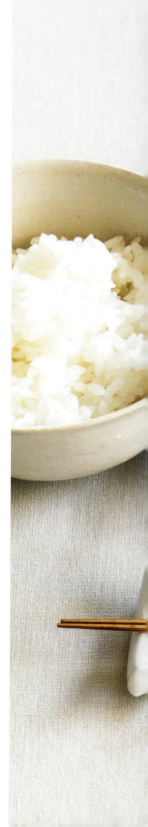

### 慈愛MEMO

さばなどの青魚に含まれる必須脂肪酸、EPAとDHA。EPAは、**血液をサラサラにしてくれます**。DHAは、乳幼児の脳の発達に役立つので、**妊婦さんや授乳中の方にも**おすすめ。どちらも体内で作られないので、食事から摂りたい栄養素です。

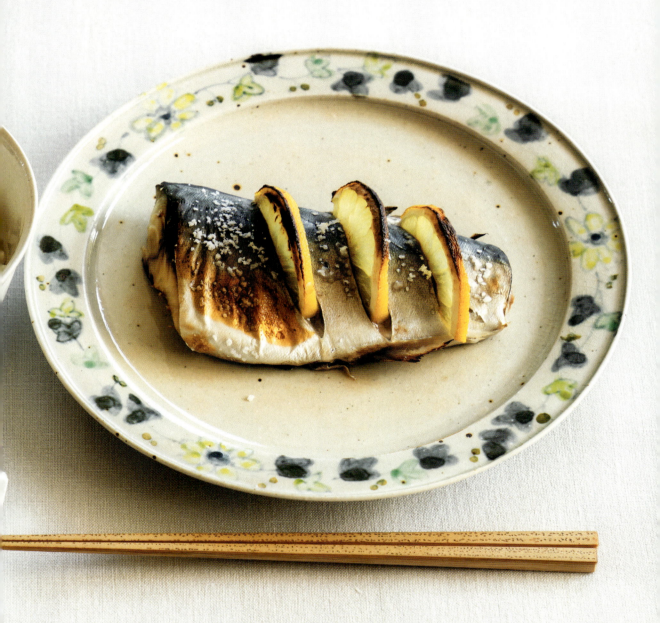

27

# 甘酒チキンロースト

鶏肉をひと晩甘酒に漬けておくだけで
肉がしっとりし、旨味が増してほんのり甘く、
深い味わいになります。
れんこんとさつまいもは同じフライパンで仕上げます。

■材料

鶏もも肉……2枚（約500g）
塩……小さじ1
こしょう……少々

Ⓐ 甘酒……100ml
　ローズマリー……2本
　オリーブオイル……大さじ2

さつまいも……小1本
れんこん……6cm
白ワイン……50ml
オリーブオイル……大さじ1/2

■作り方

1. 鶏肉に塩、こしょうをしっかりと全体にふる。ジッパー付きの保存袋などにⒶの材料を合わせ、鶏肉を加えてひと晩漬け込む（a）。

2. さつまいもは食べやすい大きさに切り、耐熱皿にのせてラップをし、電子レンジで3分ほど加熱する。れんこんは皮をむき、1cm厚さの輪切りにし、5分ほど水にさらす。

3. フライパンにオリーブオイルを中火で熱し、**1**の鶏肉の皮目が下になるようにのせ、空いたところに**2**の野菜を並べる。鶏肉と野菜に焼き色がついたら裏返し（b）、裏にも5分ほど、焼き色をつける。野菜を取り出し、白ワインを加えてふたをして（c）、弱火で8分ほど蒸し焼きにする（途中皮目が焦げすぎないように注意する）。

4. 皿に鶏肉をのせ、野菜を添える。

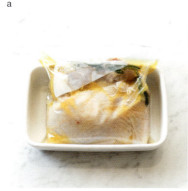
a

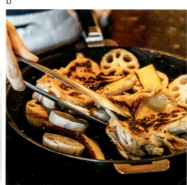
b

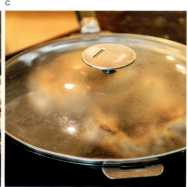
c

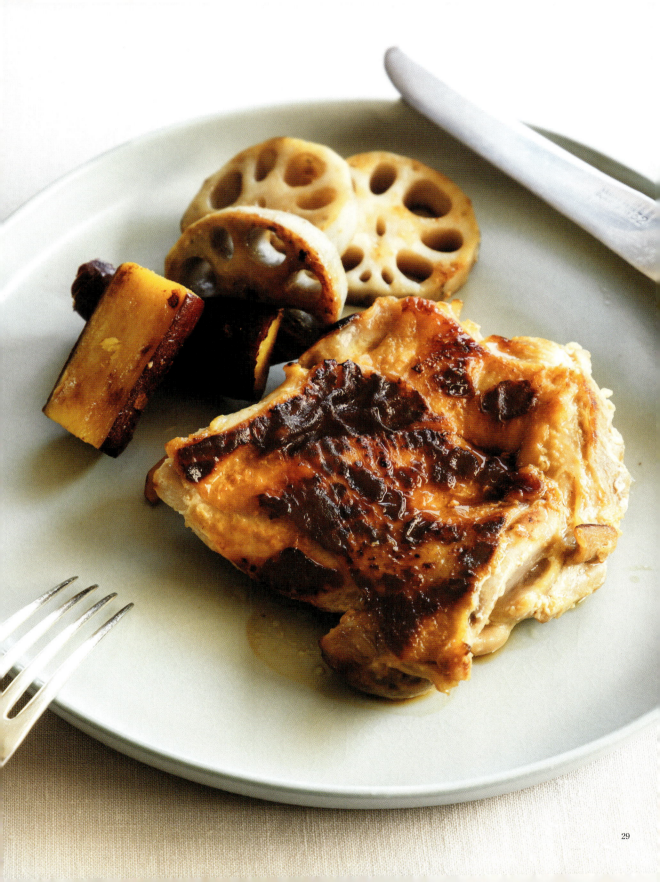

# たらと豆腐のみそグラタン

ホワイトソースを作らなくていいグラタンです。
生クリームと、隠し味に混ぜたみそが
淡泊な味のたらと豆腐にベストマッチ。
仕上げのチーズは、とろりととろけるモッツァレラチーズを使いました。

■材料
たら(切り身)……2切れ
塩、こしょう……各少々
木綿豆腐……1/2丁
長ねぎ……1/2本
モッツァレラチーズ……1個
(またはピザ用チーズ……大さじ4)
生クリーム……100ml
みそ……小さじ2

■作り方

1. たらは塩、こしょうをふり(a)、ひと口大に切る。耐熱皿に並べてラップをかけ、電子レンジで3分ほど加熱する。長ねぎは2cm長さの小口切りにする。豆腐はキッチンペーパーに包んで耐熱皿にのせ、電子レンジで2分ほど加熱して水切りし、食べやすい大きさに切る。モッツァレラチーズは5mm厚さに切る。生クリームとみそを合わせて混ぜる。

2. 耐熱皿に1のたら、長ねぎ、豆腐を並べ、合わせたみそと生クリームをかけてチーズをのせる(b)。

3. 温めておいたトースター、または220℃に温めたオーブンで10分ほど焼く(c)。

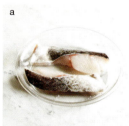

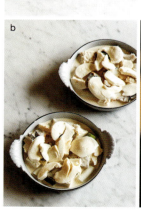

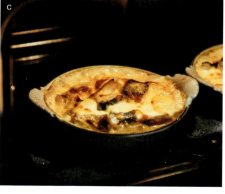

### 慈愛MEMO

たらは、たんぱく質のなかでも脂肪が少ない貴重な食材。豆腐にはマグネシウムやカルシウムが豊富に含まれます。ともにローカロリーで体に良い食材。**風邪のひき始めにおすすめです。**

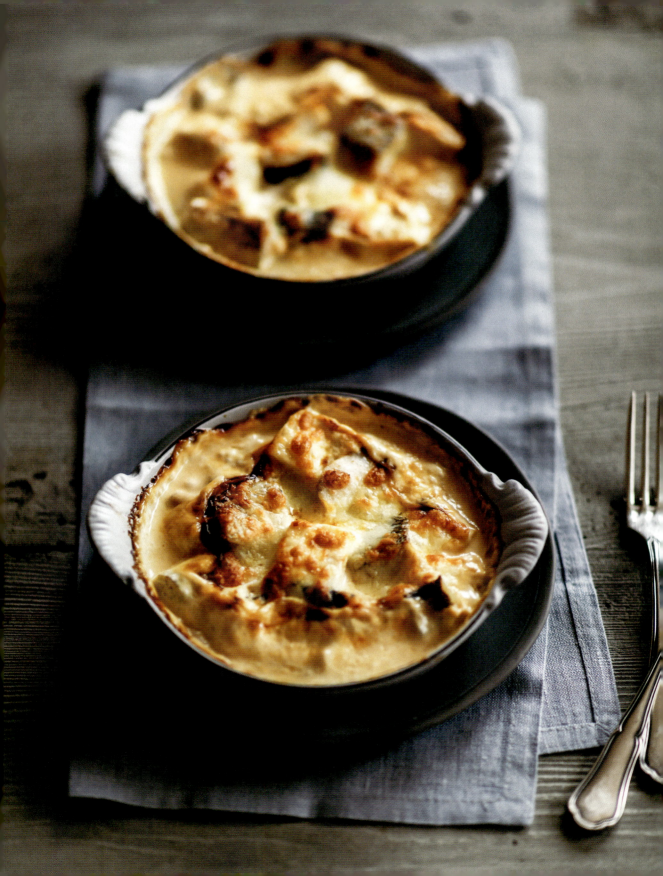

# かじきのタンドリーフィッシュ

マンネリになりがちな魚料理。
体に良い魚をおいしく食べていただきたくて
タンドリーチキンからヒントを得て考えたメニュー。
かじきはやわらかいので、トースターでも火が通ります。

■材料

かじきまぐろ(切り身)……2切れ

Ⓐ にんにく(すりおろし)……小さじ1/2
　しょうが(すりおろし)……小さじ1/2
　塩……小さじ1/2

Ⓑ プレーンヨーグルト……100ml
　パプリカパウダー……小さじ1/2
　こしょう……少々
　カレー粉……小さじ1
　レモン汁……大さじ1
　塩……少々

ピーマン(赤・緑)……各1個

■作り方

1. かじきまぐろにⒶをすり込み、10分ほどおく。ポリ袋にⒷを合わせ、かじきを入れて軽くもみ、冷蔵庫で1時間以上おく。

2. ピーマンは種とへたを取り、食べやすい大きさに切る。

3. 耐熱皿(またはホイルで皿を作る)に油少々(分量外)を塗り、**1**を並べ、漬け汁をかける。空いたところに**2**のピーマンを並べ(a)、温めておいたトースターで10分ほど焼く。

a
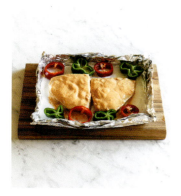

### 慈愛MEMO

かじきまぐろは、ビタミンやミネラルが豊富な栄養価抜群の魚。血合いの部分にも、鉄分が多く含まれ**貧血の改善**に役立ちます。付け合わせにはピーマンやパプリカを。豊富に含まれるビタミンCが、鉄分の吸収率をアップします。

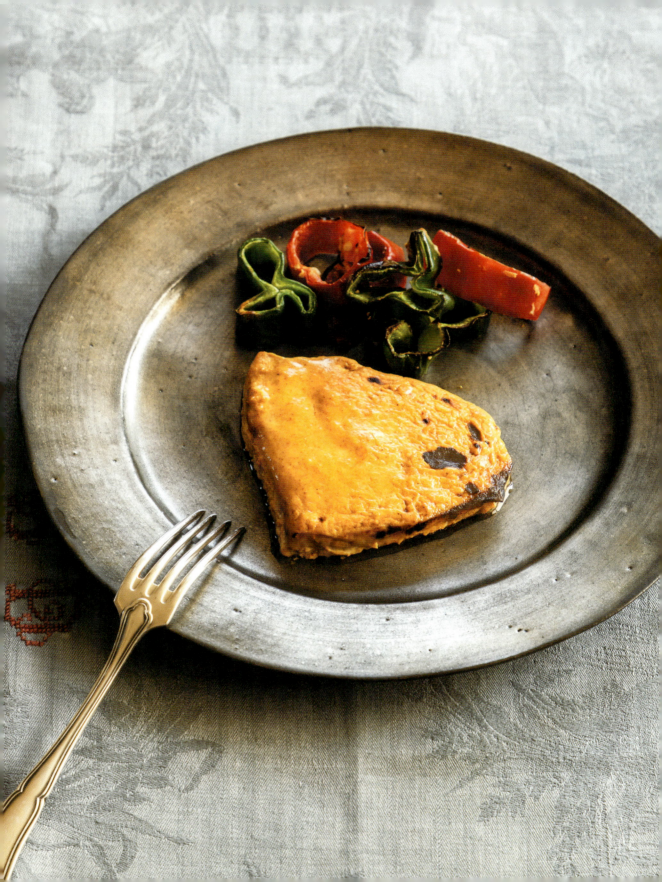

# 牛肉のトマトすき煮

厚めに輪切りにした玉ねぎと
少しくずしたミニトマトが好評のすき煮。
トマトは煮すぎないほうが皮が気になりません。
小さめのお鍋でひとり分ずつ出すのも食卓が華やぎます。

■材料

牛肩ロース切り落とし肉……250g
ミニトマト……8〜10個
玉ねぎ……1/2個
クレソン……1束
焼き豆腐……1/2丁(150g)

Ⓐ みりん……50ml
　砂糖……大さじ1
　しょうゆ……大さじ2
　だし汁……100ml

油……大さじ1

■作り方

1. ミニトマトはへたを取る。玉ねぎは1cm幅の輪切りにする。クレソンは根元の硬い部分を切り落とし、半分の長さに切る。焼き豆腐は食べやすい大きさに切る。Ⓐの材料を合わせておく。

2. フライパンに油を中火で熱し、牛肉を加えて炒める。肉の色が少し変わったら玉ねぎを加えて透き通るようになるまで炒め、焼き豆腐を加える。Ⓐを加えて(a) 5〜6分煮る。仕上げにミニトマトを加えて5分ほど煮て、クレソンを加えて火を止める。

a

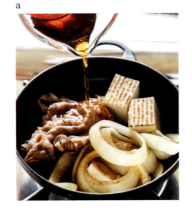

### 慈愛MEMO

すき煮は肉も野菜も一気に摂れて、疲れた時にぴったりのメニュー。また、**息切れや爪のもろさ、脱毛が気になる、という貧血気味の方には**、すき焼き用の鉄鍋がおすすめ。鍋から溶け出す鉄分が、比較的簡単に摂取できます。

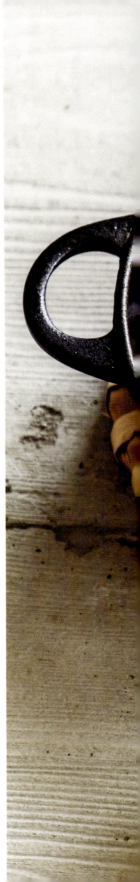

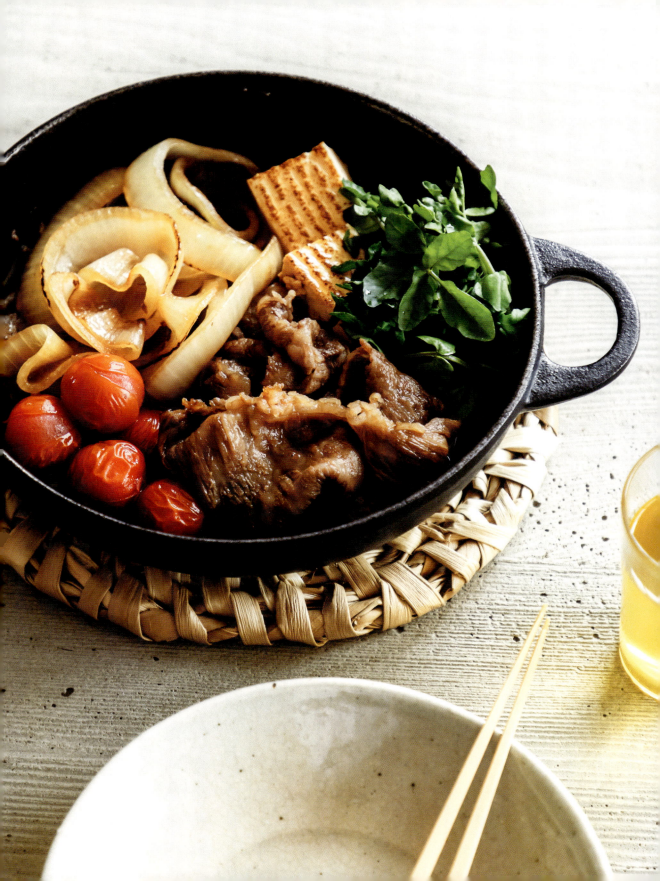

## Clinic Column 1

# 産後や疲れている方に必要な栄養

クリニックの栄養士さんや助産師さんに、体を回復させたい時に必要な栄養素を教えていただきました。

〈たんぱく質〉
肉、魚、卵の動物性たんぱく質は、必須アミノ酸を多く含み、体を構成する元気の源。肉や魚なら、手のひらサイズの量をしっかり食べましょう。植物性たんぱく質の豆類も大切なたんぱく源。どちらからも偏りなく摂ることが大切です。

〈ビタミン$B_1$、$B_2$〉
体内に摂取した炭水化物や脂肪は、代謝して効率良くエネルギーにできないと、疲労感が取れません。ビタミン$B_1$は糖質の代謝を、$B_2$は脂質の代謝をそれぞれ手助け。$B_1$は豚肉やレバー、うなぎ、カレイ、ぶり、かつお、豆類などに、$B_2$はレバー、うなぎ、カレイ、納豆、乳製品、海藻類に多く含まれています。

〈鉄分〉
鉄分が不足すると、貧血になるだけでなく、爪が割れやすくなったり、うつ症状も出やすくなります。産後うつは、鉄分不足が原因のひとつという説も。牛もも肉、豚ヒレ肉、レバー、あさり、まぐろ、卵などに多く含まれますが、栄養バランスの良い食事を心がければ、自然と鉄分不足は解消されます。コーヒーや紅茶などのカフェインは鉄分の吸収を抑えてしまうので、食事の前後30分は控えましょう。

〈ビタミンC〉
疲労回復はもちろん、ストレスに対抗する体づくりにも有効。ストレスから体を守るホルモンを合成するのに使われています。あらゆる果物、パプリカ、ブロッコリー、じゃがいもなどに含まれます。

〈ビタミンE〉
ビタミンEには血行を促進する作用があり、疲労時や授乳時の肩こりを解消してくれます。冷えが気になる時にもおすすめ。また、免疫機能を高め、細菌やウイルスを撃退。アンチエイジングにも。アーモンドなどのナッツ類、煎茶、アボカド、うなぎ、エゴマに豊富に含まれます。

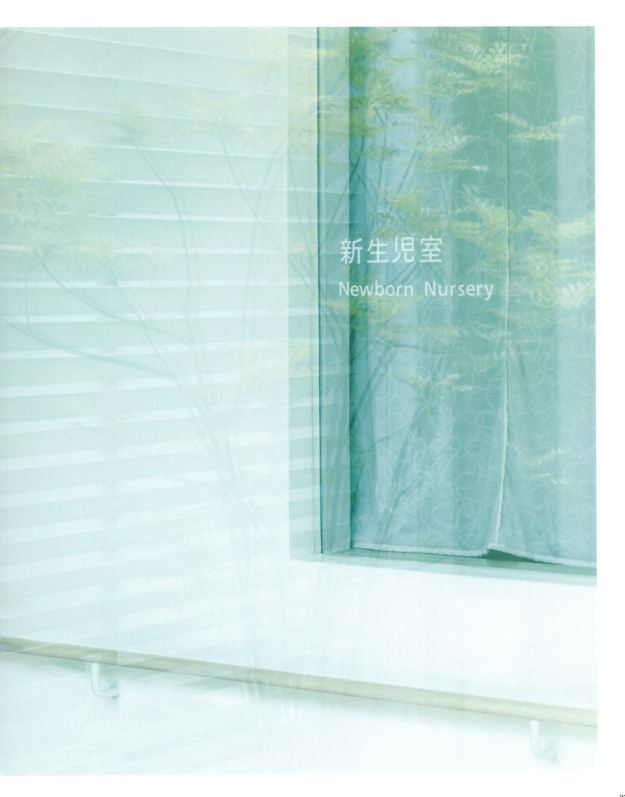

新生児室
Newborn Nursery

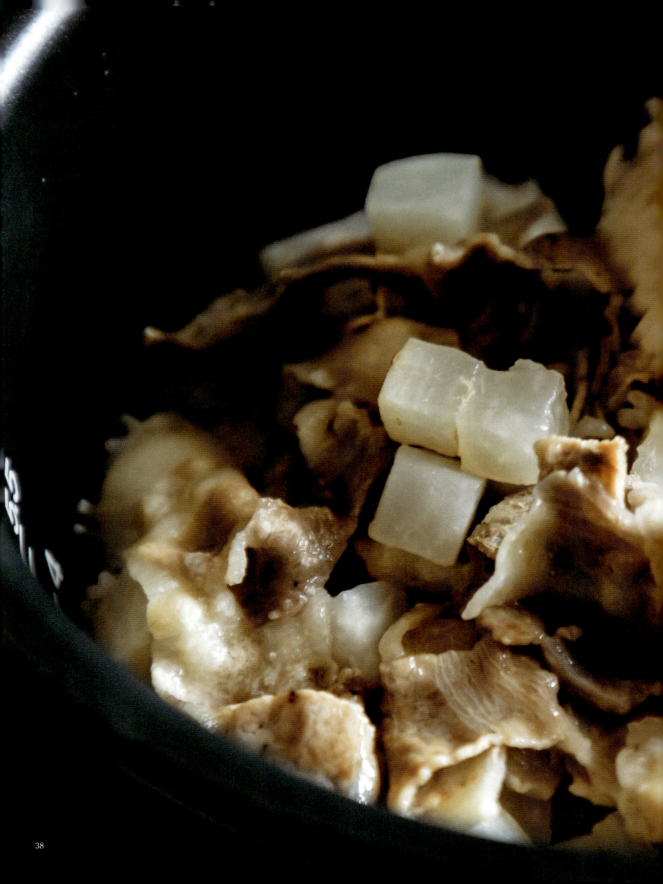

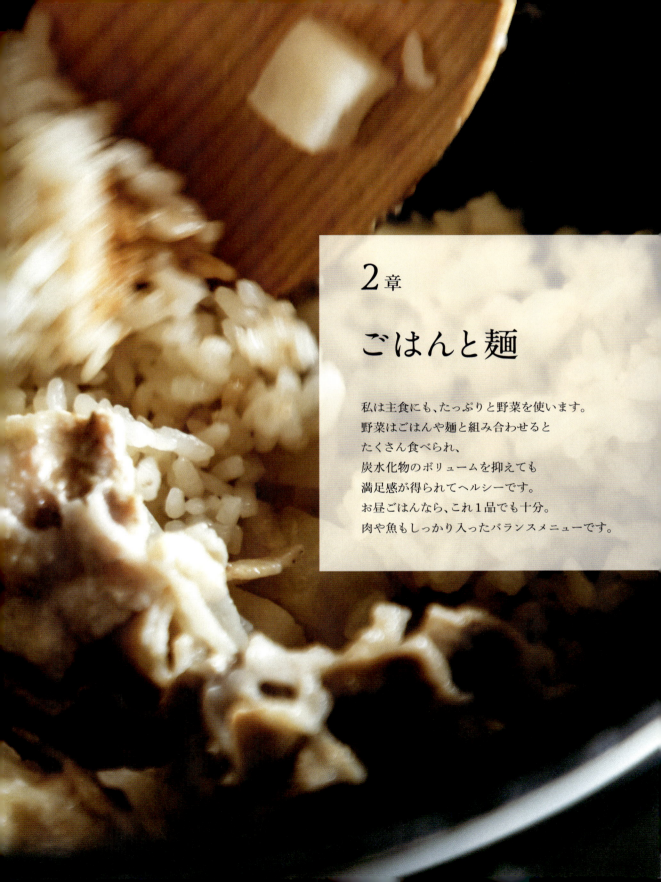

2章

# ごはんと麺

私は主食にも、たっぷりと野菜を使います。
野菜はごはんや麺と組み合わせると
たくさん食べられ、
炭水化物のボリュームを抑えても
満足感が得られてヘルシーです。
お昼ごはんなら、これ1品でも十分。
肉や魚もしっかり入ったバランスメニューです。

# セロリのガパオライス

クリニック開院当初から人気のロングセラーメニュー。
赤ちゃんを抱っこしながらでも片手で食べられるよう、
ひき肉は使わず豚こま切れ肉やバラ肉で作ります。
香り高く、食感も良いセロリをバジルの代わりに使いました。

■材料

豚こま切れ肉……200g
セロリ……1本
赤唐辛子……1〜2本
にんにく(みじん切り)……1片分

Ⓐ ナンプラー……大さじ1
　 しょうゆ……大さじ1
　 オイスターソース……大さじ1
　 砂糖……大さじ1/2
　 こしょう……少々

卵……2個
油……大さじ2

ごはん……2人分

■作り方

1. セロリは茎の部分の筋をピーラーなどで数か所取り、5mm厚さの斜め切りにし、葉はざく切りにする。赤唐辛子は半分に折って種を出す。Ⓐを合わせておく。

2. フライパンに油の半量、赤唐辛子、にんにくを入れて弱火で炒める(a)。香りがたったら中火にし、豚肉を加えて炒める。肉の色が変わったらセロリの茎の部分を加えてさっと炒め合わせ(b)、Ⓐを加える。全体に味がなじんだら、セロリの葉を加えて(c)、すぐに火を止める。

3. 別のフライパンに油の半量を中火で熱し、卵を落として好みの固さに焼き、目玉焼きを作る。

4. 皿にごはんを盛り、2をのせて目玉焼きをのせる。

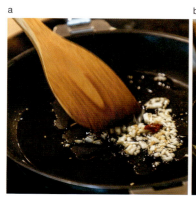
a

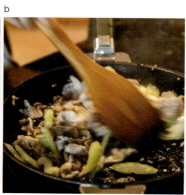
b

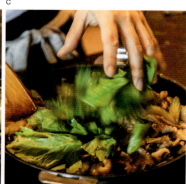
c

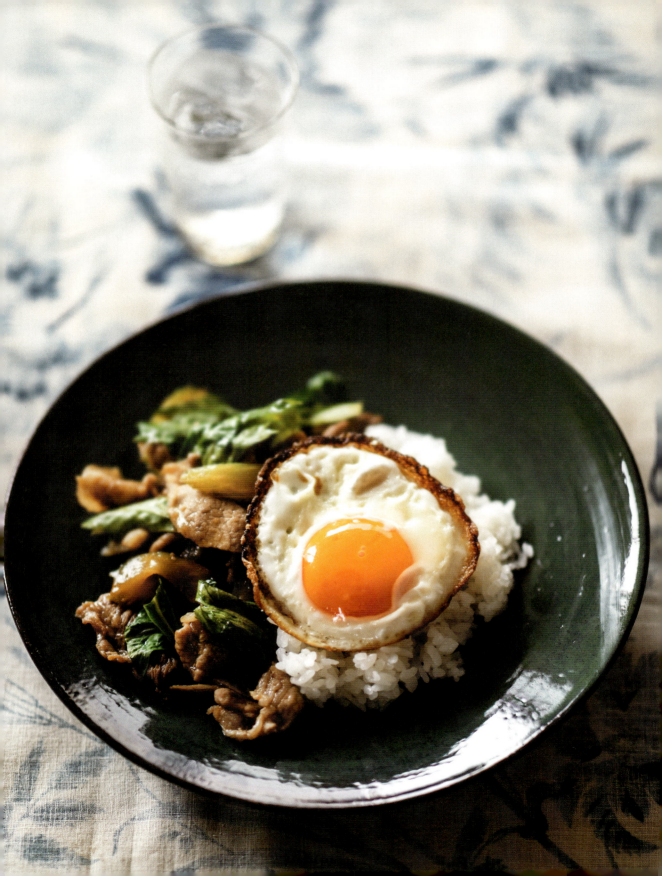

# 韓国風海苔巻き

時間のある時に具を作っておけば、海苔巻きに限らず、
ごはんにのせてビビンパにしたり、晩ごはんの副菜にもなります。
歯ごたえよく、塩味をプラスしてくれる
たくあんを入れるのがポイントです。

■材料

牛もも肉焼き肉用……150g
Ⓐ しょうゆ……大さじ2
　砂糖……大さじ1
　白すりごま……小さじ2
　にんにく(すりおろし)
　　　　……小さじ1
　ごま油……小さじ2
　こしょう……少々

小松菜……1株
Ⓑ しょうゆ……小さじ1/2
　塩……少々
　ごま油……小さじ1/2

にんじん……1/2本
　塩……小さじ1/2
　しょうゆ……少々
　ごま油……大さじ1/2

たくあん……40g

ごはん……300g
　ごま油……大さじ1
　塩……小さじ1/2

海苔……2枚

■作り方

1. 牛肉は細切りにしてボウルに入れ、Ⓐの材料を加えて手でもみ込み、5分ほどおく。フライパンを中火で熱し、牛肉をもみ込んだⒶごと加え、しっかりと炒める。

2. 小松菜は耐熱皿に並べてラップをかけ、電子レンジで1分ほど加熱する。水けをしぼって3cm長さに切り、Ⓑを加えあえる。

3. にんじんは千切りにする。フライパンにごま油を入れて中火にかけ、にんじんを加えて炒め、塩、しょうゆを加える。

4. たくあんは細切りにする。

5. 温かいごはんにごま油、塩を加えて混ぜる。

6. 海苔1枚に**5**のごはんの1/2量を広げ、**1**、**2**、**3**、**4**のそれぞれ1/2量をのせて巻く(a〜d)。残りも同様に作る。食べやすい大きさに切る。

a
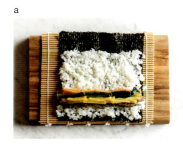

b
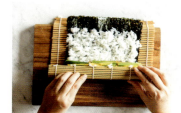

c
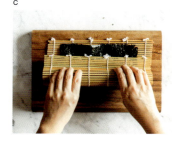

d
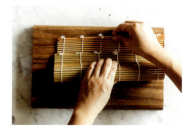

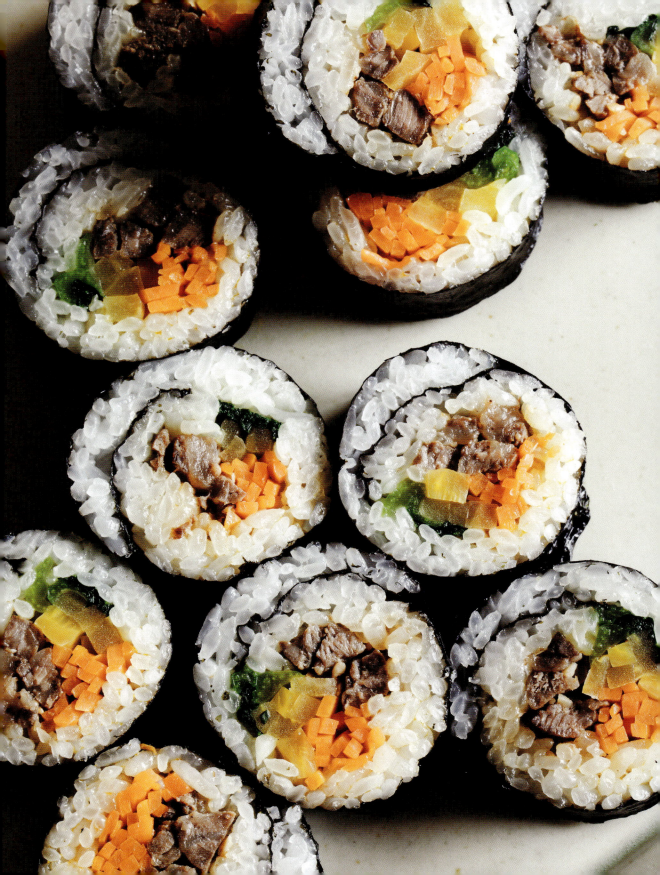

# 豚肉と大根の炊き込みごはん

豚肉からだしが出るので、
簡単な味付けで深いコクが出る炊き込みごはんです。
大根は味がしみてジューシー。
炊き込みごはんは旬の滋味を味わえるメニューです。

■材料（作りやすい分量）

豚バラ肉……100g
大根……10cm
米……2合
塩……少々

Ⓐ 塩……小さじ1
　 しょうゆ……小さじ1
　 酒……大さじ1

柚子の皮……適量

■作り方

1. 大根は皮をむき、1cm角くらいの角切りにする。豚バラ肉はひと口大に切って塩をふる。

2. 炊飯器に洗った米、2合分の目盛りまでの水（分量外）、Ⓐを入れ、軽く混ぜる。1の大根、豚肉を順にのせて(a)、普通に炊く。

3. 炊きあがったごはんを混ぜ、千切りにした柚子の皮をのせる。

a
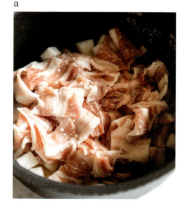

### 慈愛MEMO

大根はビタミンCが豊富。**ストレスへの抵抗力を高め、老化防止に役立ちます。**水溶性ですが、炊き込みごはんなら、流れ出したビタミンCも丸ごと食べられて◎。米に具をのせる時は、大根を豚肉の下へ。肉の脂と旨味を吸ってくれます。

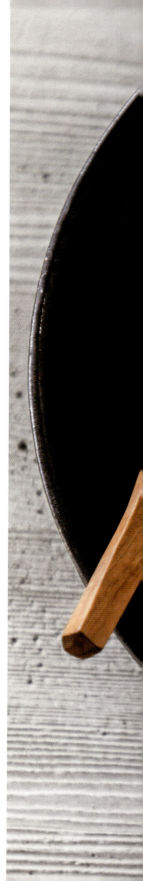

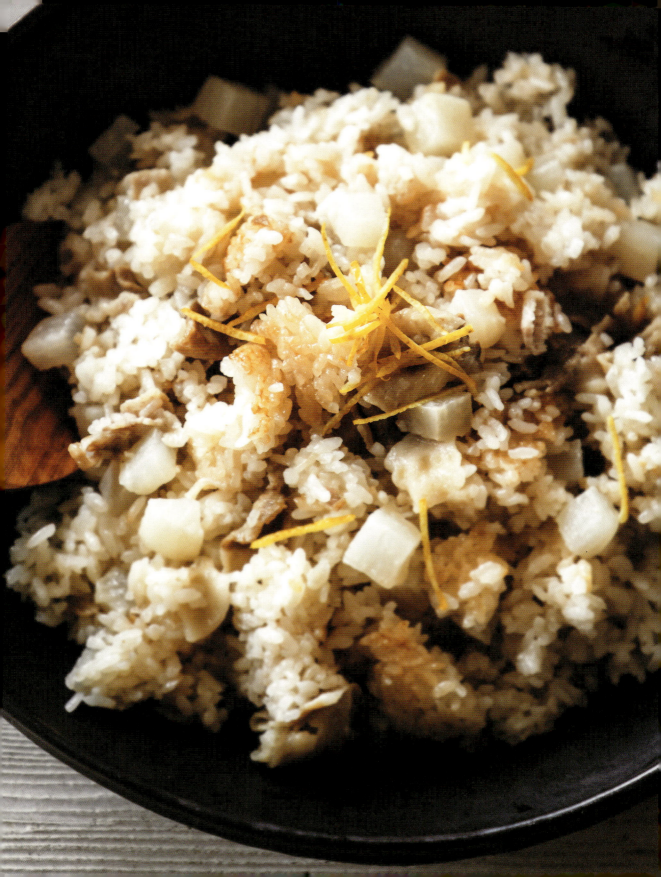

# とろりそうめん カリカリじゃこのせ

おつゆにつけたとろみで、そうめんに味がよくからみ、
時間がたっても冷めにくく、体も温まります。
おだしをまとったそうめんと
カリカリに炒めたじゃこの組み合わせが絶妙です。

■材料

ちりめんじゃこ……大さじ4
ごま油……大さじ2
梅干し……2個
だし汁……400ml
大葉……4枚

Ⓐ みりん……大さじ1
　酒……大さじ1
　しょうゆ……小さじ1
　塩……小さじ1/2〜1

水溶き片栗粉
　片栗粉……大さじ1
　水……大さじ2

そうめん……2束

■作り方

1. 梅干しは種を除いてちぎる(a)。片栗粉に水を加えて混ぜ、水溶き片栗粉を作る。大葉は千切りにする。

2. 鍋に1の梅干し、だし汁、Ⓐを入れて中火にかける。煮立ったら一度火を止めて水溶き片栗粉を加える。再び火にかけて、とろみがつくまで温める(b)。

3. フライパンにごま油を熱し、ちりめんじゃこを加えてカリカリになるまで弱火で炒める(c)。キッチンペーパーにとり、油をきる。

4. そうめんは熱湯でゆでて水にさらし、水けをきる。

5. 器に4のそうめんを入れ、2をかける。3のちりめんじゃこ、1の大葉をのせる。

### 慈愛MEMO

**疲れて食欲のない時は**、喉ごしの良いそうめんがおすすめ。カルシウムの多いじゃこ、クエン酸を含んだ梅干しはどれも疲労回復に役立ちます。大葉の香りも食欲を増進させてくれます。

a
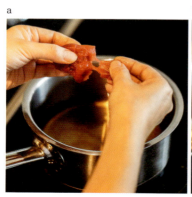

b
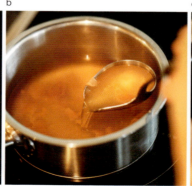

c
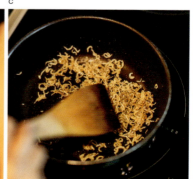

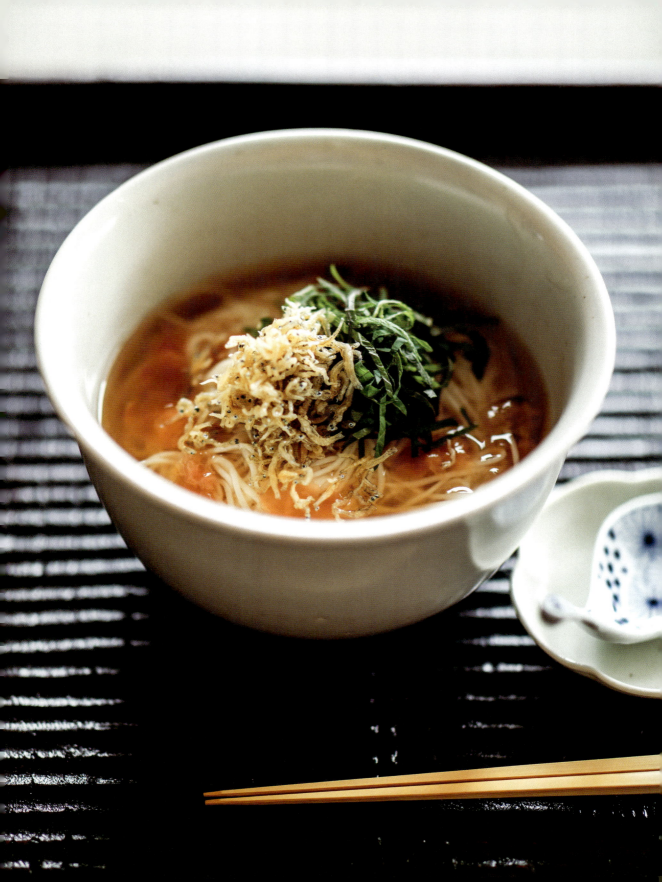

# ひじきと桜えびと枝豆の混ぜごはん

余ったごはんや冷凍保存していたごはんも
家にある食材を組み合わせて混ぜるだけで
おいしくよみがえります。
具は炒めて、濃いめの味をつけるのがコツです。

■材料
ひじき(乾燥)……大さじ2
桜えび……10g
枝豆(冷凍)……100g

ごはん……300g

Ⓐ みりん……大さじ1
　 しょうゆ……大さじ1
　 酒……大さじ1
　 砂糖……大さじ1/2

油……適量

■作り方

1. ひじきはたっぷりの水に10分ほど浸けて戻し、水けをきる。枝豆は解凍し、さやから実を出す。Ⓐの材料を合わせておく。

2. フライパンに油を中火で熱し、桜えびを加えて炒める。香ばしい香りがしてきたら、ひじきを加えてさっと炒め合わせ(a)、Ⓐを加えて汁けがなくなるまで炒める。

3. 温かいごはんに**2**と枝豆を加えてさっくりと混ぜる(b)。

a
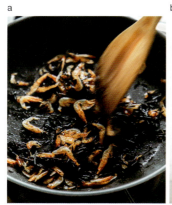

b
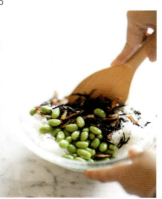

### 慈愛MEMO

**貧血を解消**してくれる鉄分が豊富に含まれているひじき。**イライラを抑えてくれる**カルシウムたっぷりの桜えび。糖質をエネルギーに変え、**スタミナを回復してくれる**ビタミン$B_1$を含む枝豆。栄養の宝箱のような混ぜごはんです。

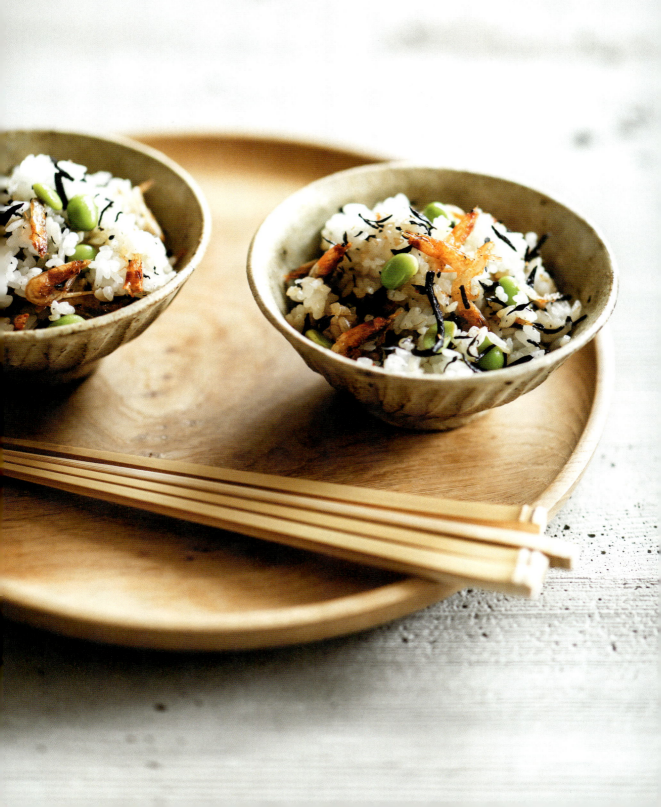

# ココナッツミルクカレー

ココナッツミルクを使うエスニックなカレーは
煮込まないでOKのスピードメニュー。
魚の旨味が凝縮されたナンプラーでしっかりだしが出ます。
野菜や肉は大きさをそろえて切るのがコツ

■材料（作りやすい分量）
鶏むね肉……1枚（約250g）
塩、こしょう……各少々
小麦粉……大さじ1
トマト……2個
タケノコの水煮……120g
オクラ……8本
カレー粉……大さじ2
ココナッツミルク……400ml
ナンプラー……大さじ3
油……大さじ1
ごはん……適量

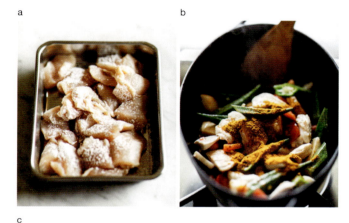

■作り方

1. 鶏肉はひと口大に切り、塩、こしょうをして、全体に軽く小麦粉をふる(a)。トマト、タケノコはひと口大に、オクラは斜め半分に切る。

2. フライパンに油を中火で熱し、鶏肉を炒める。軽く火がとおったらトマト、オクラ、タケノコの水煮を加えさっと炒め、カレー粉を加えて(b)ざっと混ぜ合わせる。

3. 2にココナッツミルクを注ぎ、煮立ったらナンプラーを加え混ぜる。

4. 器にごはんを盛り、3をかける(c)。

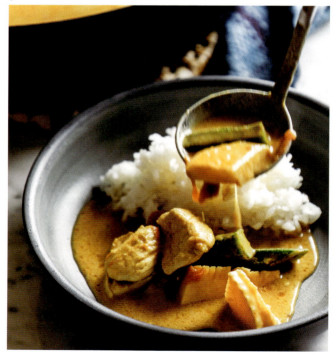

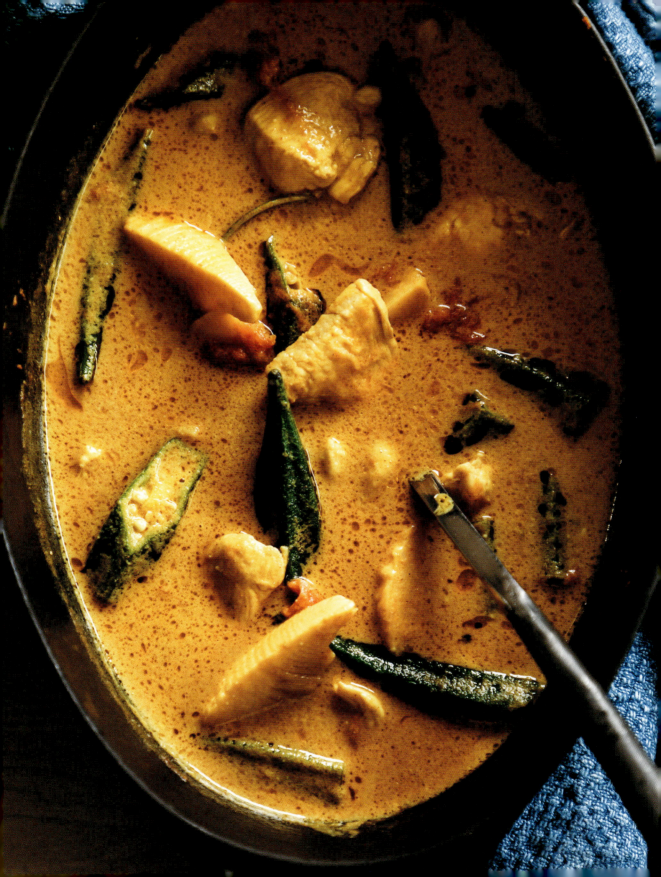

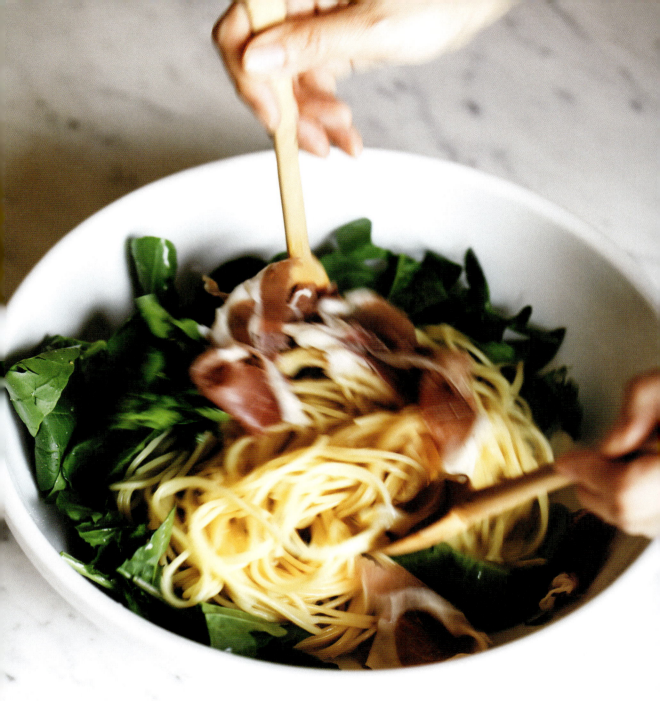

# ボウルであえるだけパスタ

クリニックでは手間をかけたパスタが人気ですが、
疲れている時に家庭で簡単にできるあえるだけパスタを考えてみました。
たんぱく質も野菜も入って、これ1品で大満足。

オイルサーディンの
冷製カッペリーニ

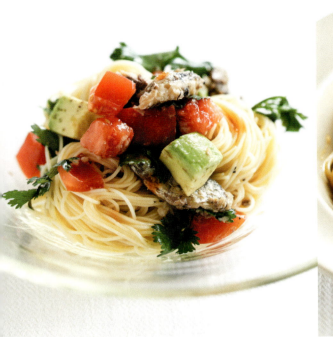

納豆と大根のふわとろスパゲッティ

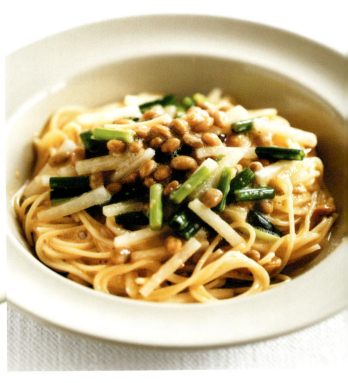

たらことじゃがいものペンネ

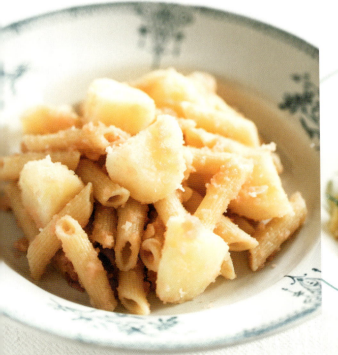

生ハムとルッコラのスパゲッティ

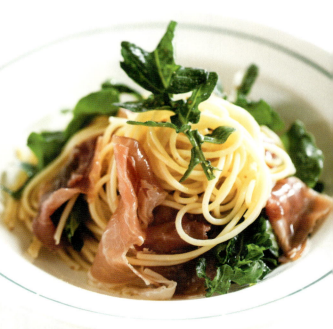

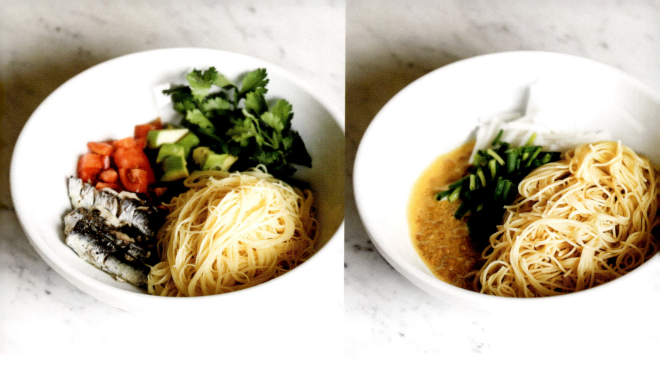

## オイルサーディンの冷製カッペリーニ

■材料

オイルサーディン……1缶(約80g)
トマト……1個
アボカド……1/2個
香菜……適量
Ⓐ エキストラバージンオリーブオイル……大さじ3
　タバスコ……小さじ1
　レモン汁……大さじ2
　塩……小さじ1

カッペリーニ……140g

■作り方

1. カッペリーニは塩適量(分量外)を加えた熱湯で、袋の表示時間通りにゆでる。ざるに上げて流水にさらし、十分に冷えたら水けをよくきる。

2. オイルサーディンは粗くほぐす。トマトは1cm角に切る。アボカドは種と皮を除いてひと口大に切る。香菜はざく切りにする。

3. ボウルにⒶを合わせ混ぜ、2を加えて軽く混ぜる。そこへ1のカッペリーニを加えてさっとあえる。

## 納豆と大根のふわとろスパゲッティ

■材料

納豆(たれ付き)……2パック
卵……2個
大根……4cm
細ねぎ……6本
しょうゆ……適宜

スパゲッティ……160g

■作り方

1. スパゲッティは塩適量(分量外)を加えた熱湯で、袋の表示時間通りにゆでる。

2. 大根はマッチ棒の太さに切る。細ねぎは1cm長さに切る。

3. スパゲッティをゆでている間に、ボウルに納豆、納豆のたれ、卵を入れてふわふわになるまでよくかき混ぜる。大根を加え、ひと混ぜする。

4. ゆであがったスパゲッティの水けをきって皿に盛り、3をかけて細ねぎを散らす。混ぜながらいただく。味が薄ければ、しょうゆをかける。

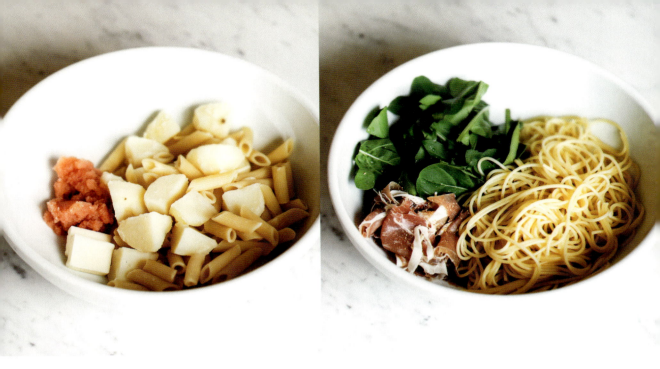

## たらことじゃがいものペンネ

■材料
たらこ……2本
じゃがいも……小2個
バター……大さじ2
しょうゆ……少々

ペンネ……120g

■作り方
1. じゃがいもは皮をむいてひと口大に切り、水に5分ほどさらす。たらこは薄皮を除き、中身を出す。
2. 塩適量（分量外）を加えた熱湯に、1のじゃがいも、ペンネを入れて、袋の表示時間通りに一緒にゆでる。
3. ペンネとじゃがいもをゆでている間に、ボウルに1のたらこ、バターを入れる。ゆであがったペンネ、じゃがいもの水けをきって加え、さっとあえる。しょうゆを加えて混ぜる。

## 生ハムとルッコラのスパゲッティ

■材料
生ハム……4枚
ルッコラ……1/2束
塩……小さじ1
オリーブオイル……大さじ3
粗びき白こしょう……少々

スパゲッティ……160g

■作り方
1. スパゲッティは塩適量（分量外）を加えた熱湯で、袋の表示時間通りにゆでる。
2. 生ハムはひと口大にちぎる。ルッコラはざく切りにする。
3. ボウルに塩、オリーブオイルを入れてよく混ぜ合わせ、生ハムを加える。ゆであがったスパゲッティの水けをきって加え、ルッコラも加えてさっとあえる。器に盛って粗びき白こしょうをふる。

### Clinic Column 2
# クリニックでは器にもこだわっています

　器は、料理に込めた思いを伝える大切な要素です。お料理と同じように、食べる人のことを思って器を選ぶと、気持ちも伝わるような気がします。

　産院のコンセプトを聞いた時、ホスピタリティあふれる温かい雰囲気を伝えるため、他の病院で今までなかったような器選びをしたいと思いました。私自身も器が大好きなので、ひと揃え考えるのはとても楽しい作業でした。

　選んだのは、家で食事をする時に使うような、陶器、ガラスのお皿、塗りもののお椀、木のお箸など、素材のぬくもりを感じられるもの。扱いに手間がかかりますが、家にいるような温かみを感じることができますし、盛り付けたお料理をずっとおいしく感じてもらえるはずです。また、季節によって器を入れ替え、行事食の器も用意しています。

　入院生活の中で、食事は体だけでなく、心にも栄養を届ける時間。器を通して、豊かなひと時を楽しんでほしいのです。

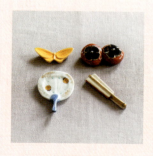

箸置きはお膳の中で季節を感じられる大切なもの。旅先などで見つけては、買い足して季節ごとの箱にストック。

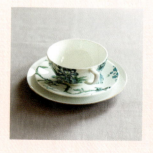

おやつの時間に使っているティーカップは質の良いものを。これはウェッジウッドのジャスパー・コンランシリーズ。

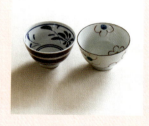

作家の赤地径さんにクリニック専用に作ってもらったごはん茶碗。注文する度に違う柄がやってくるのも楽しみ。

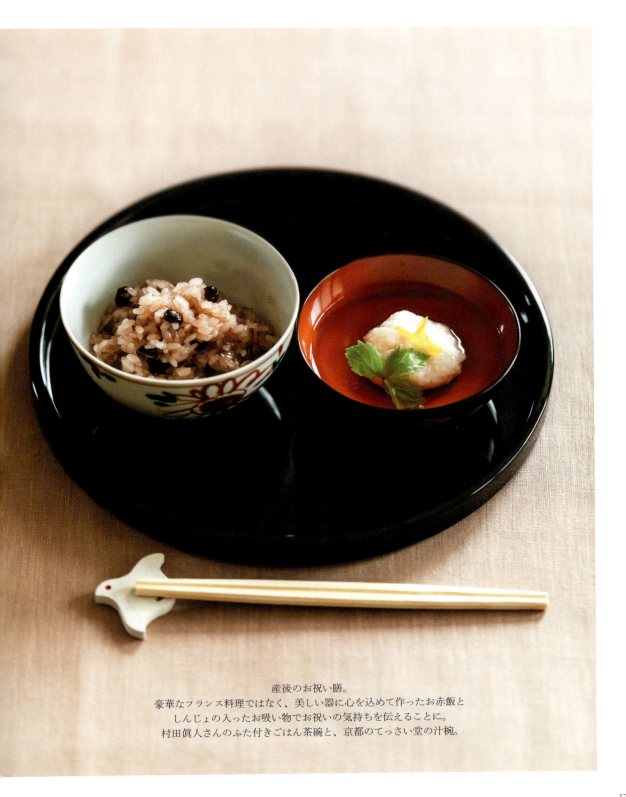

産後のお祝い膳。
豪華なフランス料理ではなく、美しい器に心を込めて作ったお赤飯と
しんじょの入ったお吸い物でお祝いの気持ちを伝えることに。
村田眞人さんのふた付きごはん茶碗と、京都のてっさい堂の汁椀。

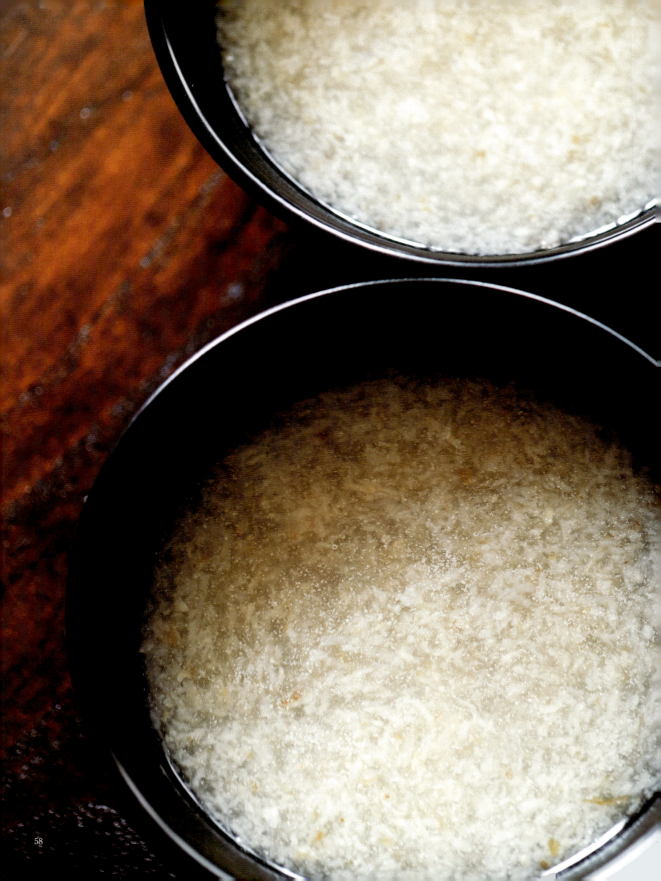

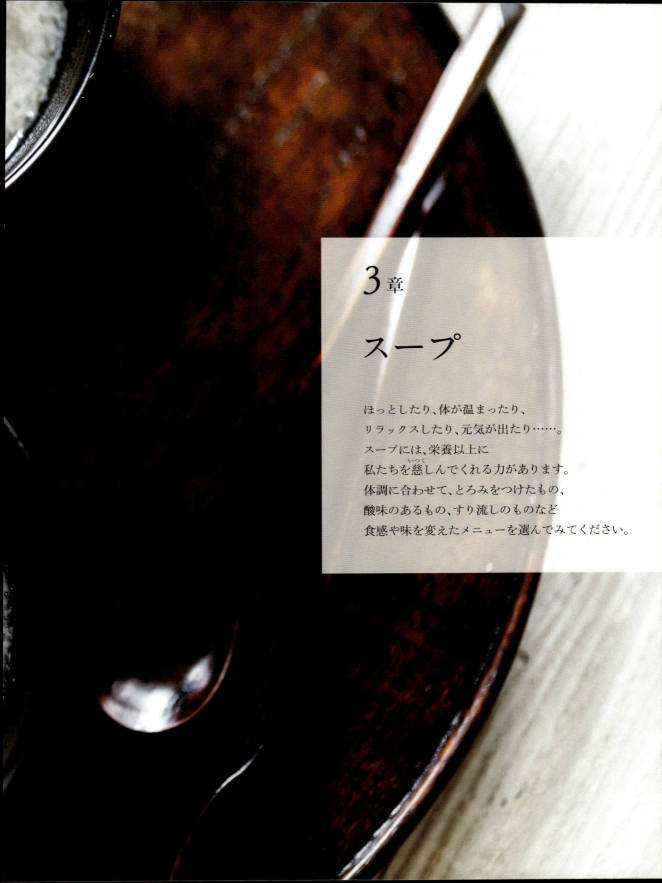

## 3章

# スープ

ほっとしたり、体が温まったり、
リラックスしたり、元気が出たり……。
スープには、栄養以上に
私たちを慈(いつく)しんでくれる力があります。
体調に合わせて、とろみをつけたもの、
酸味のあるもの、すり流しのものなど
食感や味を変えたメニューを選んでみてください。

# 甘酒ミネストローネ

甘酒をスープに入れると、
風味が増してコクが出て、
煮込まなくてもおいしくなります。
私はみそ汁にも時々甘酒を使います。

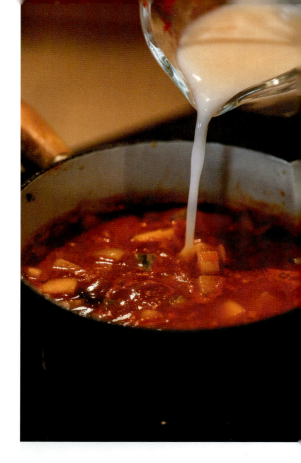

■材料（作りやすい分量）
玉ねぎ……1/2個
セロリ……1/2本
かぼちゃ……1/8個
にんにく……1片
トマトジュース……300ml
甘酒……150ml
塩……小さじ1/2〜1
こしょう……少々
オリーブオイル……大さじ1

■作り方

1. 玉ねぎ、セロリ、かぼちゃは1cm角に切る。にんにくは薄切りにする。

2. 鍋にオリーブオイル、にんにくを入れて弱火にかける。香りがたったら中火にし、**1**の野菜を加え炒める。玉ねぎが透き通ってきたらトマトジュース、甘酒、塩を加えてふたをし、弱火で10分ほど煮る。塩少々（分量外）、こしょうで味をととのえる。

### 慈愛MEMO
飲む点滴といわれる甘酒には、ブドウ糖、アミノ酸、ビタミンB群がバランス良く含まれ、**風邪のひき始めや疲れている時に**おすすめ。また、煮込んだ野菜と甘酒のオリゴ糖で、**便秘解消**が期待できます。

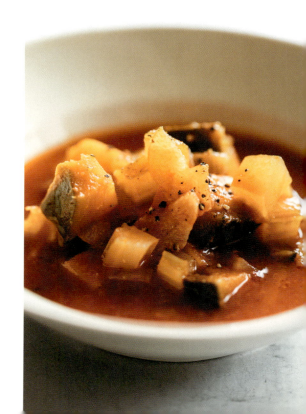

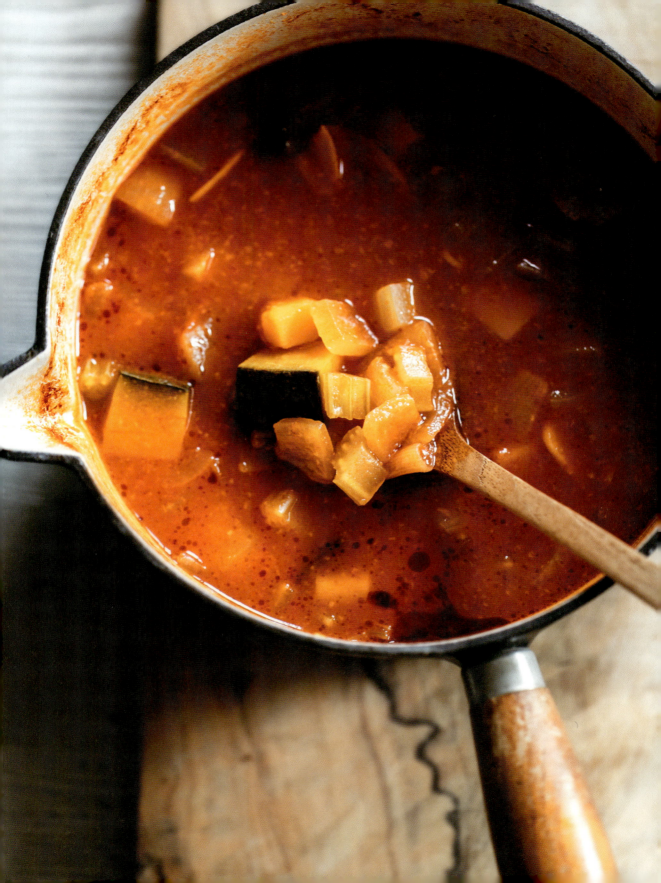

# 鶏団子と白菜のココナッツミルクスープ

エスニックな風味ですが、白菜を入れるので優しい味になります。白菜はお好みでクタクタに煮てもいいし、シャキシャキでも美味。

■材料（作りやすい分量）
鶏ひき肉……150g
白菜……1/8個
えのき茸……1/2袋
ココナッツミルク……400ml
ナンプラー……大さじ2
レモン汁……大さじ2

■作り方
1. 白菜は食べやすい大きさに切る。えのき茸は根元を切り落とし、半分の長さに切ってほぐす。
2. 鍋にココナッツミルク、白菜、えのきを入れて中火にかける。白菜に火が通ったら、鶏ひき肉をスプーンなどで小さく分けながら加えていく。ナンプラーも加えて5分ほど煮て、最後にレモン汁を加える。

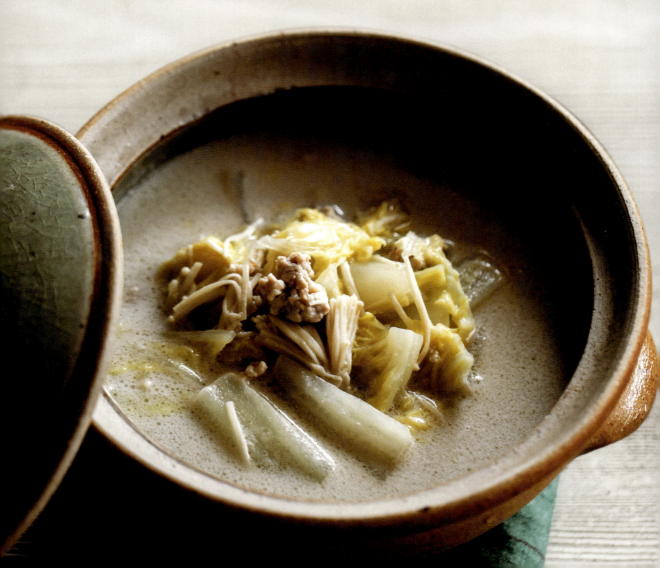

# 干しえびと豆苗のスープ

干しえびはそれだけで、濃厚でとてもおいしいだしになります。
豆苗は煮すぎないよう、入れたらすぐに火を止めるのがコツ。

■材料

干しえび……大さじ1
豆苗……1/2パック
しょうが（千切り）……大さじ1
紹興酒（または酒）……大さじ2
水……400ml
塩……小さじ1
ごま油……小さじ1

■作り方

1. 干しえびはぬるま湯で5分ほど戻し、粗みじん切りにする。豆苗は根を切り落として半分の長さに切る。

2. 鍋にごま油、1の干しえび、しょうがを入れて弱火にかけて炒める。香りがたったら紹興酒を加えて一度沸騰させ、水、塩を加えて弱火で10分ほど煮る。塩、こしょう（各分量外）を加えて味をととのえ、最後に豆苗を加えてさっと煮る。

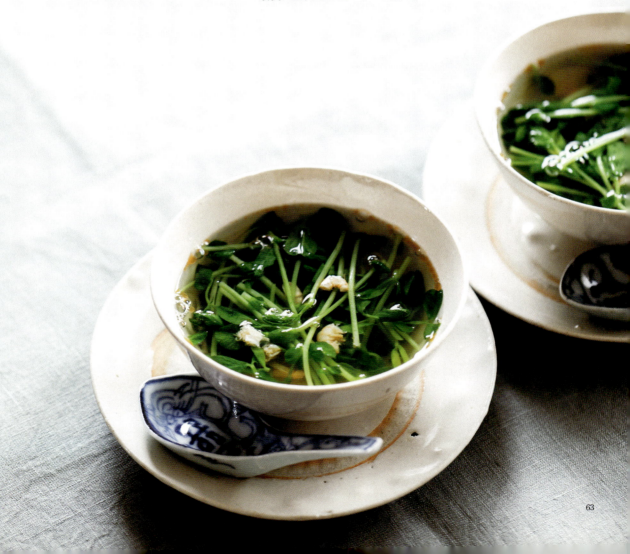

# おろしれんこん汁

スープにれんこんをすり流して入れると
水溶き片栗粉とは違った優しいとろみがつきます。
すりおろす前に酢水にさらしておけば、色は白く美しいままに。
揚げ餅や大根を入れてもいいですね。

■材料

れんこん……100g
だし汁……400ml
塩……小さじ1/2
しょうゆ……少々

酢水
　酢……少々
　水……適量

柚子の皮……適量

■作り方

1. れんこんは皮をむき、酢水に5分ほどさらしてからすりおろす。

2. 鍋にだし汁、1のれんこんを加え混ぜ(a)、中火でとろりとするまで煮て、塩、しょうゆで味をととのえる。あれば柚子の皮をのせる。

a
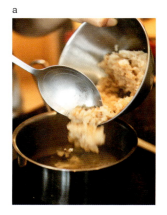

### 慈愛MEMO

れんこんは、ビタミンCやポリフェノールが豊富な野菜。体の中の熱を冷ますので、風邪のときにもおすすめです。**咳が出たり喉が痛い時**、すりおろしたれんこんが喉を潤し、炎症を鎮めてくれます。

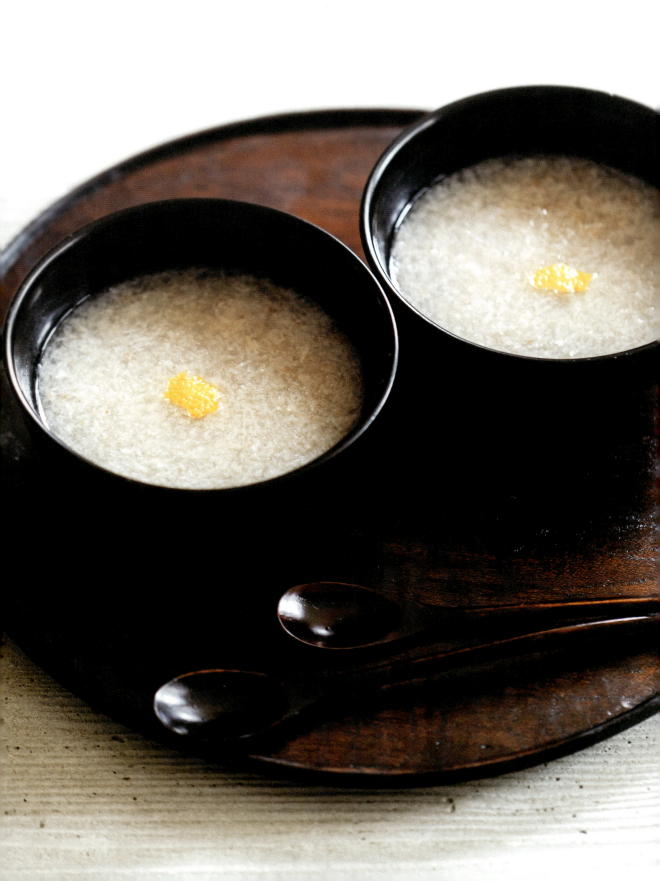

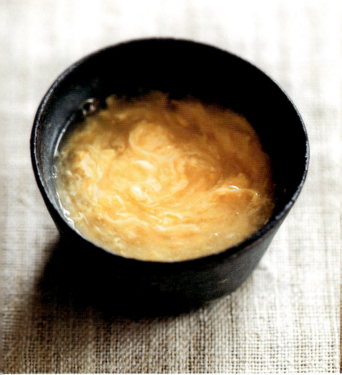
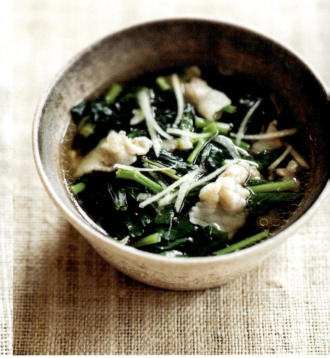

## とろりかきたま汁

かきたま汁は、とろみをつけてから
溶き卵を入れると、
卵が広がってふんわり仕上がります。

■材料と作り方

1. 卵1個は溶きほぐしておく。片栗粉大さじ1、水大さじ2を合わせて水溶き片栗粉を作っておく。

2. 鍋にだし汁400mlを入れて中火にかけ、塩小さじ1、しょうゆ少々で少し濃いめに味をととのえる。一度火を止めて水溶き片栗粉を加えて手早く混ぜる。再び火をつけてとろみが出てきたら溶き卵を流し込み、ゆっくりとかき混ぜる。

## モロヘイヤスープ

モロヘイヤはスープにすると
トロッとして美味。
しょうがで香りをつけて。

■材料と作り方

1. モロヘイヤ1袋(約100g)はさっとゆで、粗く刻む。豚バラ肉1枚は食べやすい大きさに切る。しょうが1/2片は千切りにする。

2. 鍋に油小さじ1を入れて中火で熱し、1のしょうが(飾り用に少量残しておく)、豚バラ肉を加え炒める。肉の色が変わったら酒大さじ2を加え、一度沸騰したら水400ml、鶏がらスープの素小さじ2を加えて弱火で10分ほど煮る。モロヘイヤを加えて温め、しょうゆ、こしょう各少々で味をととのえる。

3. 器に注ぎ、残しておいたしょうがをのせる。

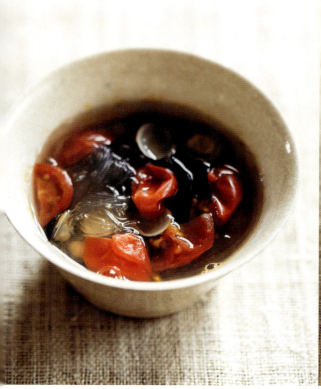
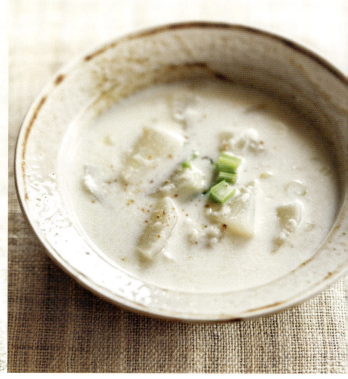

## トマトとしじみと春雨のスープ

しじみのだしと
トマトの酸味がベストマッチ。
春雨はさっと煮てツルリといただきます。

■材料と作り方

1. しじみ120gは塩水で砂出ししてよく洗う。ミニトマト8個はへたを取って4等分に切る。春雨20gは熱湯でさっとゆでて戻し、食べやすい長さに切る。しょうがは2枚分薄切りにする。

2. 鍋に水400ml、1のしじみ、しょうが、酒大さじ2を加えて中火にかける。しじみの口があいたらあくをとり、ミニトマト、春雨を加えてさっと煮る。塩、こしょう各少々で味をととのえる。

※ しじみが冷凍の場合は、2で水が沸騰してから入れる。

## 大根とパン粉のミルクスープ

バターでパン粉を炒めることで
ホワイトソースのようにクリーミーで
なめらかなスープに仕上がります。

■材料と作り方

1. 大根4cm分は皮をむいていちょう切りに、大根の茎少々は小口切りにし、長ねぎ10cmは薄い小口切りにする。

2. 鍋にバター大さじ1を入れて熱し、パン粉1/2カップを加える。弱火で焦がさないように気をつけながらカリカリになるまで炒め、1を加えてさっと炒める。

3. 2の鍋に水200ml、固形コンソメ1個を加えて中火にし、沸騰したらふたをして弱火で10分ほど煮る。水分がなくなったら水を足し、大根がやわらかくなったら、牛乳200mlを加えて温め、塩、こしょう各少々で味をととのえる。

67

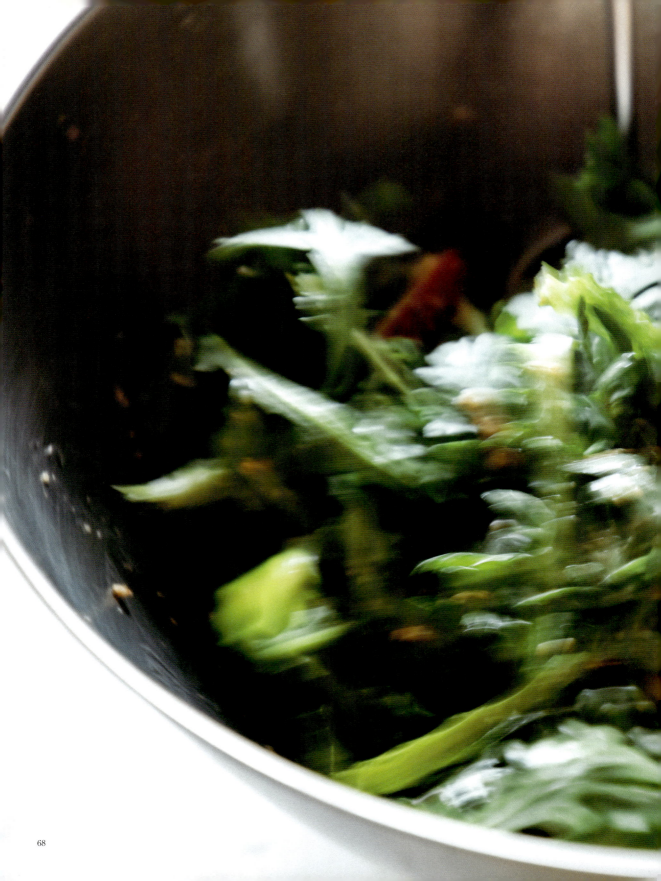

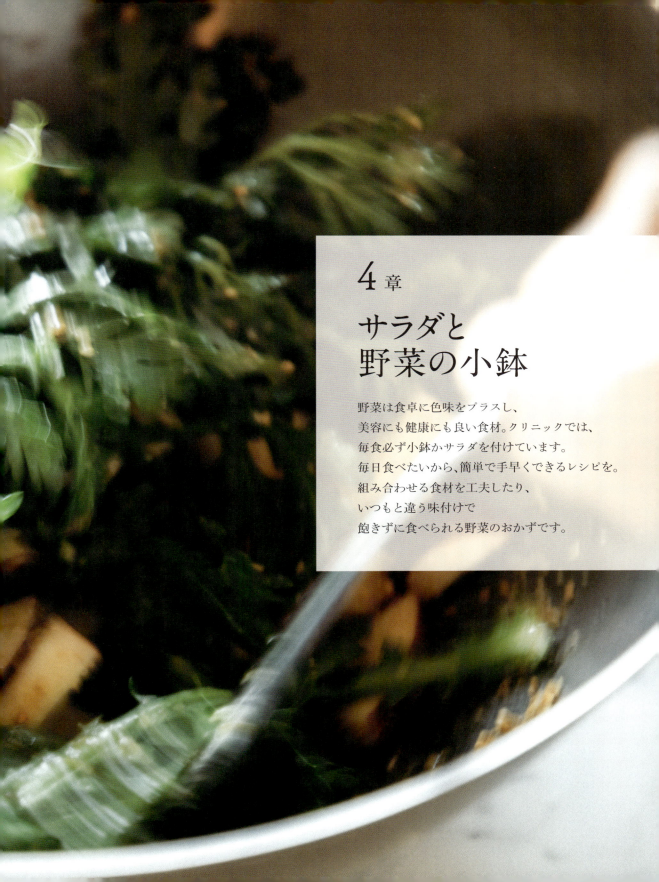

# 4章
# サラダと野菜の小鉢

野菜は食卓に色味をプラスし、
美容にも健康にも良い食材。クリニックでは、
毎食必ず小鉢かサラダを付けています。
毎日食べたいから、簡単で手早くできるレシピを。
組み合わせる食材を工夫したり、
いつもと違う味付けで
飽きずに食べられる野菜のおかずです。

# 料理をラクにする野菜のひと手間保存

献立に野菜のおかずを増やすことは、体を回復させるためにも大切ですが、
家庭では、メイン、主食、汁もの……と作って力尽きてしまい、
つい副菜を省いてしまいがちに。だからこそ、野菜は買ってきてすぐ、
または時間に余裕ができた時に、さっとひと手間かけておくのがおすすめです。
切ったりちぎったり、レンチンしておくだけでも、調理の工程が減り、ラクに品数を増やせます。

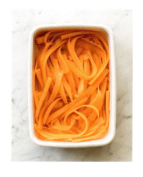

## にんじん

皮をむき、そのままピーラーでリボン状にし、塩を混ぜ合わせる(にんじん1本なら塩小さじ1/2)。保存容器かジッパー付き保存袋に入れ、冷蔵庫で保存。(3日)

### 活用
**サラダ、炒めもの、鍋** など
p.75にんじんとオレンジのサラダ、作り方1を短縮(材料Ⓐの塩を少なめに)!

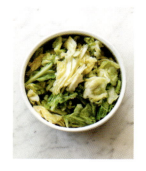

## キャベツ

芯を切り落としてひと口大に切ってボウルに入れる。塩とごま油を加えて(キャベツ大1個なら、塩小さじ2/3、ごま油大さじ1)ざっくりと混ぜ、軽くもんで常温で約15分おき、保存容器かジッパー付き保存袋に入れて冷蔵庫で保存する。(5日)

### 活用
**サラダ、マリネ、炒めもの、あえもの** など
p.77キャベツとザーサイのあえもの、作り方1と2を短縮!

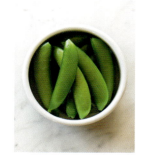

## スナップえんどう

筋を取り、耐熱皿に並べてふんわりとラップをかけ、電子レンジで加熱する(10本なら約1分)。水けをきって冷ましてから、保存容器かジッパー付き保存袋に入れて冷蔵庫で保存する。(3日)

### 活用
**サラダ、あえもの、炒めもの、サッと煮** など
p.74カリフラワーとスナップえんどうのサラダ、作り方1を短縮!

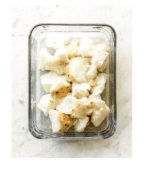

## 長いも

よく洗ってひげ根を取り除き、皮付きのままポリ袋に入れる。袋の上から麺棒などでたたき、ひと口大に割る。そこに酢を加え(長いも300gなら大さじ1/2)、袋の上からもんで全体にまぶす。保存容器かジッパー付き保存袋に入れて冷蔵庫で保存する。(4~5日)

### 活用
**ソテー、サラダ、煮もの、蒸しもの** など
p.22豚バラ肉と長いもの梅風味蒸し、作り方1を短縮!

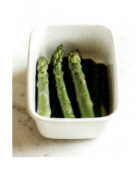 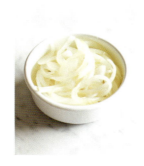 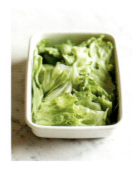 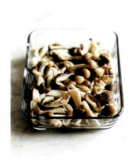

## アスパラガス

根元の硬い部分の皮をピーラーでむいて長さを半分に切る。耐熱皿に並べ、ふんわりとラップをして、電子レンジで加熱する（8本なら約1分30秒）。ざるに上げて水けをきってあら熱を取り、保存容器かジッパー付き保存袋に入れて冷蔵庫で保存する。（3〜4日）

活用 ——

**あえもの、肉巻き、ソテー、サラダ** など
p.14豚肉のステーキ ハニーマスタードソース、作り方**1**を短縮！

## 玉ねぎ

皮をむき、縦半分に切り、繊維と垂直に（繊維を断つように）、約1cm幅に切る。油を加え全体にからめる（玉ねぎ1個なら大さじ1）。保存容器かジッパー付き保存袋に入れて冷蔵庫で保存。（5日）

活用 ——

**炒めもの、親子丼、あえもの** など
p.34牛肉のトマトすき煮、作り方**1**を短縮！

## レタス

洗ってよく水けをきり、食べやすい大きさにちぎる。保存容器かジッパー付き保存袋に入れ、冷蔵庫で保存する。キッチンペーパーなどでよく水けをきることがポイント。フリルレタスなど、他の種類のレタスでも同様。（2日）

活用 ——

**サラダ、炒めもの、鍋** など
p.72ナッツとカッテージチーズのサラダ、作り方**1**を短縮！

## きのこ

きのこによって、いしづきを除き、食べやすく小房に分けたり、切ったり手で裂いたりする。耐熱皿に入れ、ふんわりとラップをしてしんなりするまで電子レンジで加熱する（500gなら約3分）。ラップを外して冷まし、水分ごと保存容器に入れ、冷蔵庫で保存する。（4〜5日）

活用 ——

**汁もの、炒めもの、煮もの、麺類、混ぜごはん** など
p.78しいたけのナムル、作り方**1**を短縮！

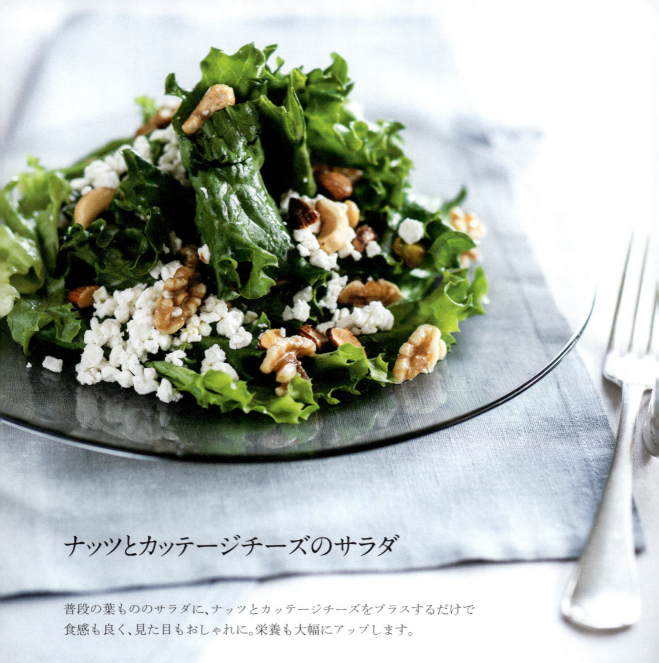

## ナッツとカッテージチーズのサラダ

普段の葉もののサラダに、ナッツとカッテージチーズをプラスするだけで食感も良く、見た目もおしゃれに。栄養も大幅にアップします。

■材料

フリルレタス……4枚
ミックスナッツ……60g
カッテージチーズ……大さじ4
ドレッシング
| 塩……小さじ1/2
| レモン汁……大さじ2
| オリーブオイル……大さじ3

■作り方

1. フリルレタスは冷水に5分ほどさらし、よく水けをきって食べやすい大きさにちぎる。ミックスナッツは粗く刻む。

2. ボウルにドレッシングの材料を合わせ、**1**を加えあえる。最後にカテージチーズを加えざっくりと混ぜる。

# 春菊とりんごのサラダ

春菊の葉はやわらかく、シャキシャキしたりんごの食感とよく合います。
ごまの香ばしさを加えたドレッシングでいただきます。

■材料
春菊……1/2束
りんご……1/2個

すりごまのドレッシング
　白すりごま……大さじ3
　塩……小さじ1/2
　砂糖……小さじ1
　レモン汁……大さじ2
　ごま油……大さじ3

■作り方
1. 春菊は硬い部分を除いて食べやすい大きさにちぎり、冷水に5分ほどつけてから水けをきる。りんごは皮のままよく洗い、いちょう切りにする。
2. ボウルにすりごまのドレッシングの材料を合わせ、**1**を加えてあえる。

**慈愛MEMO**
葉もの野菜のサラダには、他の栄養素もプラスできたらベスト。**カルシウム**のカッテージチーズ、**オメガ6脂肪酸**や**ビタミンE**のナッツ、**カリウム**や**ポリフェノール**のりんご（皮）などが味もサラダと合いおすすめです。

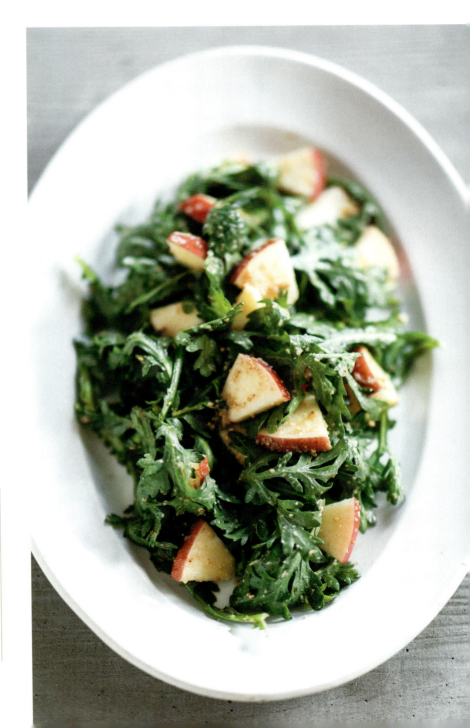

# カリフラワーとスナップえんどうのサラダ

生のカリフラワーは、甘みと歯ごたえがありサラダにぴったり。
ドレッシングはマヨネーズに牛乳と粉チーズを加えてまろやかに。

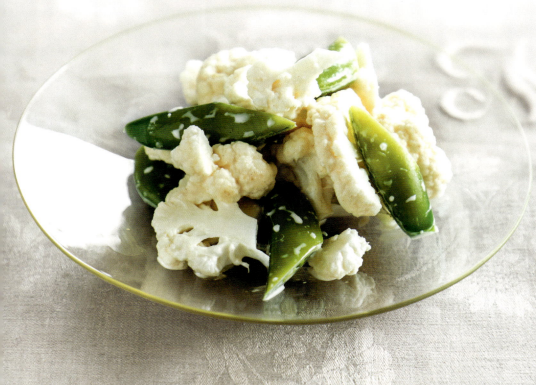

■材料
カリフラワー……1/2個
スナップえんどう……6本
ドレッシング
├ マヨネーズ……大さじ2
├ 牛乳……大さじ2
├ 粉チーズ……大さじ2
├ にんにく(すりおろし)……小さじ1/2
└ 塩……少々

■作り方

1. カリフラワーは小房に分け、5mm厚さにスライスする。スナップえんどうは筋を取って電子レンジで30秒加熱し、半分の長さに切る。

2. ボウルにドレッシングの材料を合わせ、1を加えてあえる。

# にんじんとオレンジのサラダ

キャロットラペは千切りが手間ですが、ピーラーで薄切りしてもおいしくできます。
レーズンはぬるま湯で戻すとジューシーに。

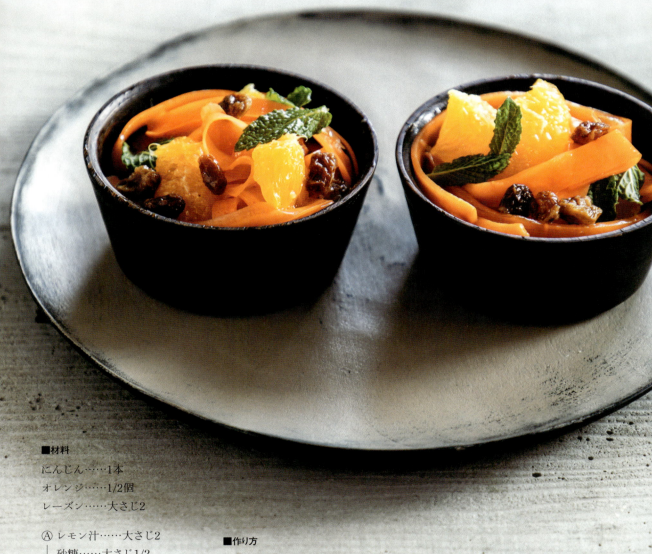

■材料
にんじん……1本
オレンジ……1/2個
レーズン……大さじ2

Ⓐ レモン汁……大さじ2
　砂糖……大さじ1/2
　塩……小さじ1/2
　こしょう……少々

ミントの葉……適量
オリーブオイル……大さじ2

■作り方
1. にんじんは皮をむき、ピーラーでリボン状にする。オレンジは薄皮をむき実を出す。レーズンはぬるま湯に浸け、戻す。
2. Ⓐを合わせ、1を加えてあえる。30分ほど冷蔵庫で冷やす。
3. 2にミントの葉を散らし、オリーブオイルをかける。

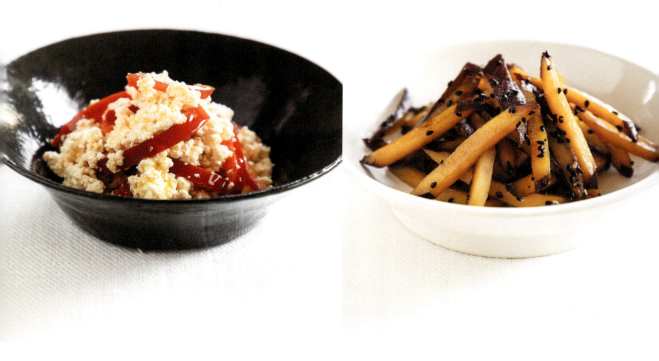

## パプリカの白あえ

白あえをなめらかに仕上げるのは
時間がかかりますが、木綿豆腐を
フォークでつぶすだけで即席白あえに。

■材料と作り方

1. パプリカ1/2個はへたと種を取り、縦半分に切ってから横に細切りにする。

2. 木綿豆腐1/2丁（約150g）はキッチンペーパーに包んで耐熱皿にのせ、電子レンジで2分ほど加熱して水切りをする。

3. ボウルに2の豆腐、オリーブオイル大さじ2、塩小さじ1/2を入れ、フォークなどで豆腐をつぶすようにしながら混ぜ合わせる。1のパプリカを加えてあえ、塩、こしょう各少々で味をととのえる。

## さつまいものきんぴら

さつまいもはきんぴらにしても美味。
おいものほんのりした甘さとホクホク感が
甘辛い味にからまってやみつきに。

■材料と作り方

1. さつまいも150gは皮のままよく洗い、棒状に切って水に5分ほどさらす。赤唐辛子1本は半分に折って種を除く。

2. フライパンに油大さじ1/2を入れ、1の赤唐辛子を弱火で熱し、香りがたったら中火にしてさつまいもを加え炒める。さつまいもに火が通ってきたら、砂糖大さじ1/2、酒大さじ1、しょうゆ大さじ1の順に加えて味をからめ、黒いりごま大さじ1/2を加える。

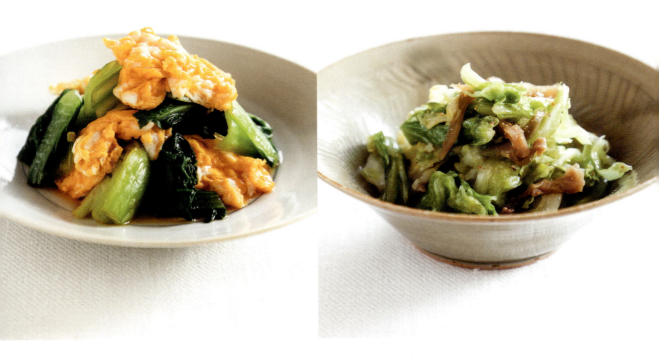

## ちんげん菜と炒り卵の酢のもの

昔から、母の酢のものには
甘い炒り卵が入っていました。
酸味が抑えられて食べやすくなります。

■材料と作り方
1. ちんげん菜1株はさっとゆで、茎は縦に6等分に、葉はざく切りにする。

2. 卵1個は溶きほぐし、砂糖小さじ1、塩少々を加えて混ぜる。フライパンに油少々を中火で熱して卵液を流し込み、ゆっくりとかき混ぜ、炒り卵を作る。

3. ボウルに米酢大さじ1、砂糖大さじ1、しょうゆ小さじ1、塩少々を合わせ、1、2を加えてあえる。

## キャベツとザーサイのあえもの

ザーサイと組み合わせれば、
キャベツをいくらでも食べられてしまいます。
塩加減はザーサイの味で調節して。

■材料と作り方
1. キャベツ1/4個は食べやすい大きさに手でちぎる。ザーサイ30gは細切りにする。

2. ポリ袋に1のキャベツ、塩小さじ1/2を加えて軽くもみ、空気を抜くようにして口をしばり、15分ほどおく。しんなりしたら水けをしっかりとしぼる。

3. ボウルに2と1のザーサイを合わせ、ごま油大さじ1を加えて混ぜ、しょうゆ、こしょう各少々で味をととのえる。

# 季節野菜のナムル3種

野菜はナムルにすると、
かさが減りたくさん食べられます。
レシピの基本は旬の野菜とごま油と塩をあえるだけ。
冷蔵庫で4〜5日、保存がききます。

## かぶのナムル

■材料
かぶ……2個
塩……小さじ1/2

Ⓐ 米酢……大さじ1
　砂糖……小さじ1
　ごま油……大さじ1
　塩、こしょう……各少々

糸唐辛子……少々

■作り方
1. かぶは皮をむき半分に切って薄切りにし、塩をふって軽くもむ。5分ほどおき、水分をしぼる。
2. ボウルにⒶの材料を合わせ、1を加えてあえる。
3. 器に盛って糸唐辛子を飾る。

## なすのナムル

■材料
なす……2本

Ⓐ にんにく(すりおろし)
　　　　……小さじ1/2
　ごま油……大さじ1/2
　しょうゆ……大さじ1/2
　塩……小さじ1/2
　こしょう……少々

白いりごま……小さじ2

■作り方
1. なすはへたを切り落とし、縦に8等分に切る。耐熱皿に並べてラップをかけ、電子レンジで2分ほど加熱する。
2. ボウルにⒶを合わせ、1のなす、白いりごまを加えてあえる。

## しいたけのナムル

■材料
しいたけ……大8枚

Ⓐ ごま油……小さじ2
　しょうゆ……大さじ1/2
　塩……小さじ1/2
　こしょう……少々

白いりごま……小さじ2

■作り方
1. しいたけはいしづきを取って5mm厚さにスライスし、耐熱皿に入れてラップをかけ、電子レンジで3分ほど加熱する。
2. ボウルにⒶの材料を合わせ、1のしいたけ、白いりごまを加えてあえる。

### 慈愛MEMO

ごまには**不飽和脂肪酸**をはじめ、**鉄分やカルシウム、ビタミンE、食物繊維、セサミン**など、**元気を出し、美容にも良い**成分がたくさん入っています。**疲労でお肌の衰えが気になる時**なども◎

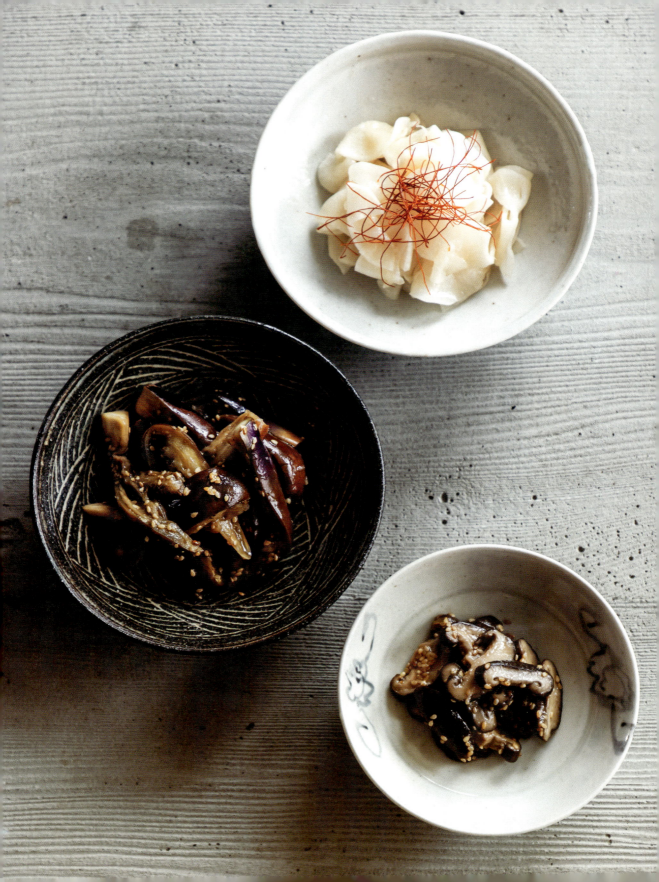

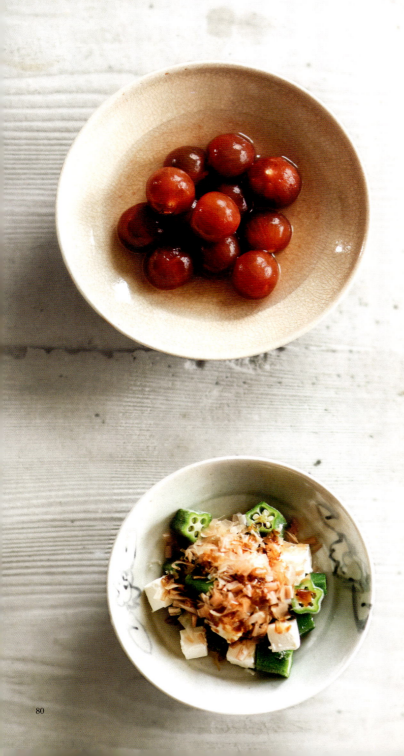

## ミニトマトのおひたし

みりんでほんのり甘い味。
ミニトマトはさっと湯通しすれば
ツルッと簡単に皮がむけます。

■材料と作り方

1. 沸騰した湯にへたを取ったミニトマト10個を入れる。5秒ほどでざるに上げ、皮をむく。

2. 小鍋にだし汁150ml、みりん小さじ1、塩小さじ1/2、しょうゆ少々を入れて火にかける。沸騰したら火を止めて1のトマトを加え、あら熱を取って冷蔵庫で冷やす。

## オクラとクリームチーズのあえもの

オクラは短く火を通し
歯ごたえを残しておくのがコツ。
オクラとチーズを同じ大きさに切って。

■材料と作り方

1. 熱湯でオクラ8本をさっとゆで、ざるに上げて冷ます。1cm幅の小口切りにする。

2. クリームチーズ40gは1cm角に切る。

3. 器に1、2を盛り合わせ、かつお節大さじ2をかける。しょうゆ適量をかけてさっと混ぜ合わせる。

# アスパラガスのごまあえ

アスパラガスは、ごまあえにするなら
固めにゆであげて。
長めに切れば、食感良し。

■材料と作り方

1. アスパラガス6本は根元の硬い部分を切り落とし、縦半分に切って長さを3～4等分に切る。耐熱皿に並べてラップをかけ、電子レンジで1分ほど加熱する。

2. ボウルに白すりごま大さじ2、砂糖大さじ1、しょうゆ大さじ1、塩少々を合わせ、1を加えてあえる。

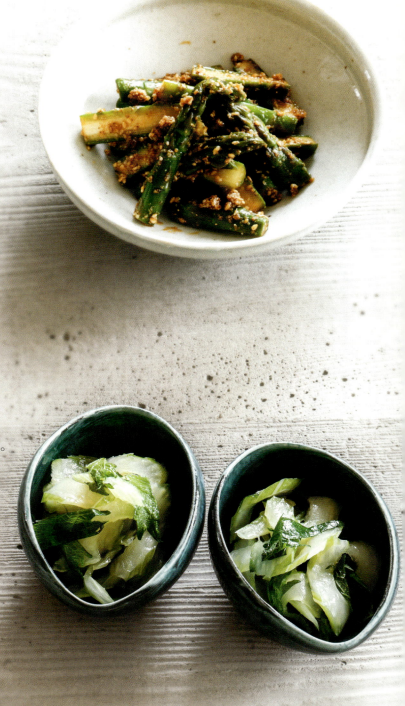

# セロリと大葉のあえもの

大葉の香りで
セロリの青臭さが消えさわやかに。
ポリ袋であえるスピードメニューです。

■材料と作り方

1. セロリ1本は茎は斜め薄切りに、葉はざく切りにし、ポリ袋に入れる。塩小さじ1/2を加えてポリ袋の上から軽くもみ、しんなりするまで10分ほどおく。

2. 1の水分をしっかりとしぼり、ちぎった大葉2枚の葉を加えてあえる。塩、こしょう各少々で味をととのえる。

## Clinic Column 3

# 夜食を少し……

夕食が早すぎたり、ちょっとしたストレスから、夜に小腹が空いてしまうということもあります。授乳中のお母さんなら、3食では足りず、毎日夜食が必要でしょう。空腹のストレスを抱えて寝るよりも、少しだけ夜食を食べて、穏やかな気分で眠りたいもの。どのようなものでおなかを満たせばいいのでしょうか。

クリニックでは、寝る前に摂取すると睡眠の質が落ちるといわれている糖分は少なめにし、甘いものより、塩けのあるものを提供することにしています。病院ではある程度の保存がきくもの、という制限がありますが、たとえばチーズラスク、ポンデケージョ、ケークサレ、チーズクッキー、甘くないシフォンケーキなどです。チーズはたんぱく質とカルシウムを含み、夜食にとても良い食材です。また、寝しなに食べすぎないためにも、ある程度食感があり、食べごたえのあるものをチョイス。ラスクやナッツ入りのクッキー、ビスコッティが食べるのに時間がかかり、満腹感を誘います。

家庭ではこれらのもの以外に、たんぱく質やカルシウムが多く含まれる具材のおにぎりもおすすめです。ちりめんじゃことごま、ツナ缶とチーズ、おかかと大葉、炒り卵とごま……といった組み合わせがおいしくて満足感もあります。また、胃を温めるスープもいいですね。鶏がらスープの素を使って、春雨、ミニトマト、豆腐を入れたり、豆乳をベースにレタスと干しえびを入れたり……。もっと簡単にしたければ、とろろ昆布と梅干しにお湯を注いで、おしょうゆを少々たらすだけでもいいと思います。

夜食に何か飲みものを合わせるなら、もちろんカフェインレスのものを。ハーブティやルイボスティには、カフェインはほとんど入っていません。ホットミルクには安眠効果もあり、夜食にぴったりの飲みものです。

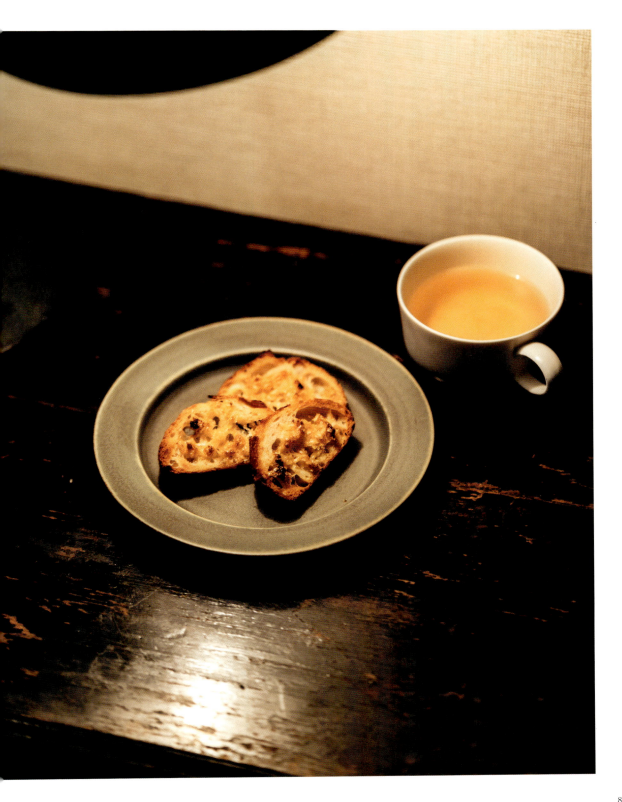

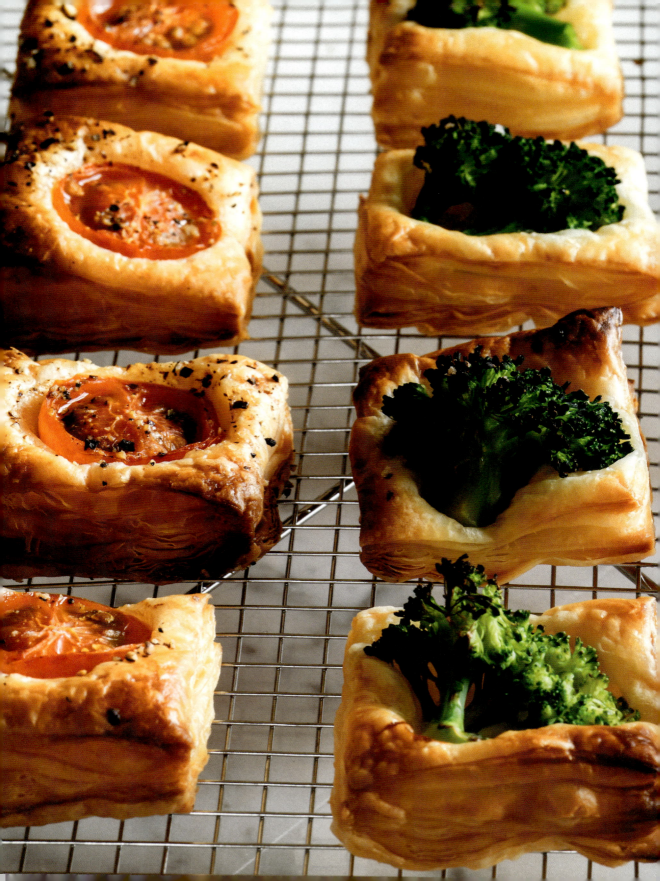

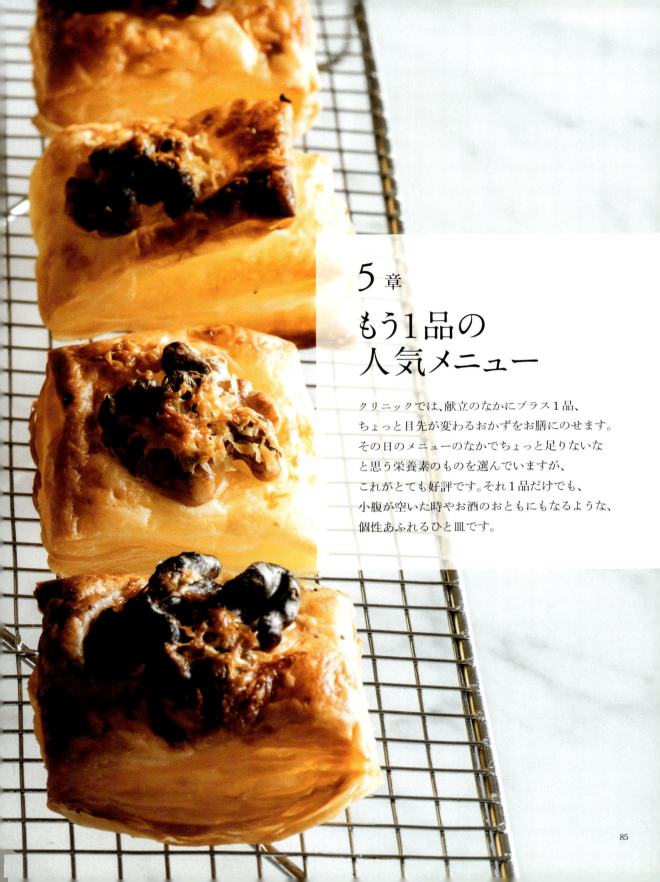

## 5章
# もう1品の 人気メニュー

クリニックでは、献立のなかにプラス1品、
ちょっと目先が変わるおかずをお膳にのせます。
その日のメニューのなかでちょっと足りないな
と思う栄養素のものを選んでいますが、
これがとても好評です。それ1品だけでも、
小腹が空いた時やお酒のおともにもなるような、
個性あふれるひと皿です。

# 春巻き2種

冷蔵庫にあるものを
クルクルッと巻いて。
おすすめの組み合わせを
2種ご紹介します。

a
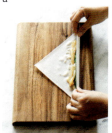

b
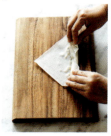

c
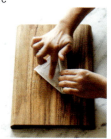

d
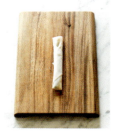

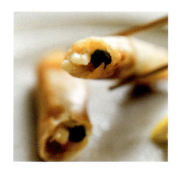

## いかといんげんの春巻き

■材料

いか(刺身用)……50g
いんげん……6本

Ⓐ 砂糖……小さじ1/2
　 しょうゆ……小さじ1/2
　 練り辛子……小さじ1

春巻きの皮……3枚
レモン……1/2個
小麦粉、水……各適量
油……適量

■作り方

1. いんげんは耐熱皿に並べてラップをかけ、電子レンジで30秒ほど加熱し、両端を切る。いかは細切りにし、Ⓐを合わせたボウルに加えて合わせる。

2. 春巻きの皮を斜めに半分に切り、1のいんげんといかを包み(a、b)、水で溶いた小麦粉で端をとめる(c、d)。

3. フライパンに油を高さ1cmほど入れて中火で熱し、2を並べる。転がしながら色よく揚げ、油をきって器に盛り、くし形に切ったレモンを添える。

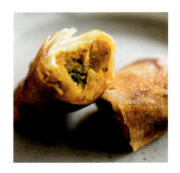

## かぼちゃとチーズのカレー風味春巻き

■材料

かぼちゃ……200g
スライスチーズ……3枚
カレー粉……小さじ1
塩……小さじ1/2
粗びき黒こしょう……少々
春巻きの皮……3枚
小麦粉、水……各適量
油……適量

■作り方

1. かぼちゃは種を取って乱切りにしてジッパー付き保存袋(耐熱)に入れる。電子レンジで5分ほど加熱し、火が通ったら袋の上から皮ごとつぶす。ボウルにつぶしたかぼちゃ、カレー粉、塩、粗びき黒こしょうを入れて混ぜる。スライスチーズは1枚を2等分に切る。

2. 春巻きの皮を縦半分に切る。1の具を等分にのせ包み、水で溶いた小麦粉で端をとめる。

3. フライパンに油を高さ1cmほど入れて中火で熱し、2を並べる。転がしながら色よく揚げて油をきる。

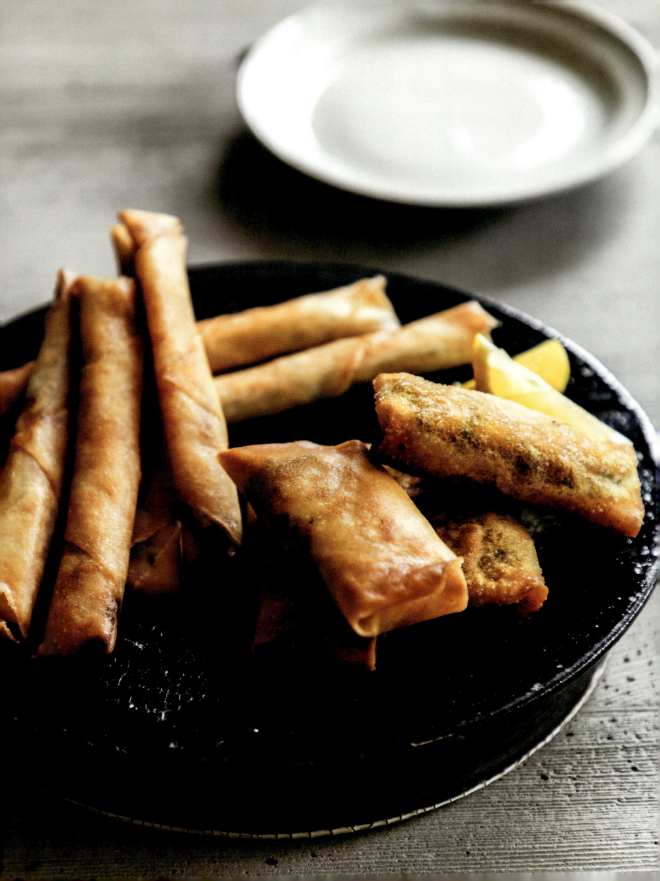

# 野菜のジョン

韓国風の天ぷら、ジョン。
季節の野菜をごま油で香ばしく焼き上げます。
しいたけや野菜がジューシーに、
衣はパリッと揚がります。

■材料

にんじん……1/2本
しいたけ……6枚
ズッキーニ……1/2本
糸唐辛子……適宜
塩、こしょう……各少々
小麦粉……適量
溶き卵……1個分
ごま油……大さじ1
油……大さじ1

たれ
　しょうゆ……大さじ2
　米酢……大さじ1

■作り方

1. にんじんは皮をむいて5mm幅の輪切りに、しいたけは軸を取り、ズッキーニは5mm幅の輪切りにする。糸唐辛子は1cm長さに切る。たれの材料を合わせる。

2. 1の野菜それぞれに塩、こしょうをし、小麦粉をたっぷりとまぶして、溶き卵にくぐらせる。ズッキーニには糸唐辛子をのせる。

3. フライパンにごま油と油を中火で熱し、2を並べる。途中裏返し、両面を焼く。

4. 器に盛り、1で合わせたたれを添える。

### 慈愛MEMO

野菜に多く含まれるビタミンCは、煮たりゆでたりすると流れ出てしまいやすいので、短時間で火が通る揚げる調理がおすすめ。にんじんのβ-カロテンは、共に食べるとズッキーニのビタミンCの吸収を高めてくれます。**風邪や疲労時に**。

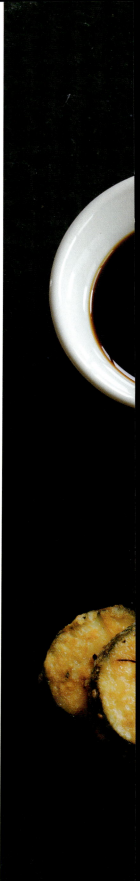

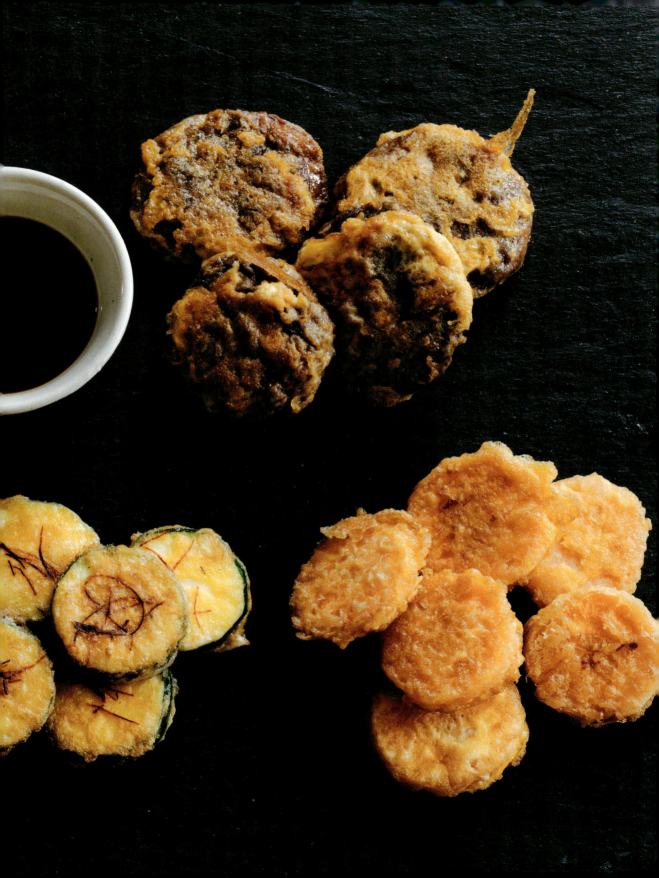

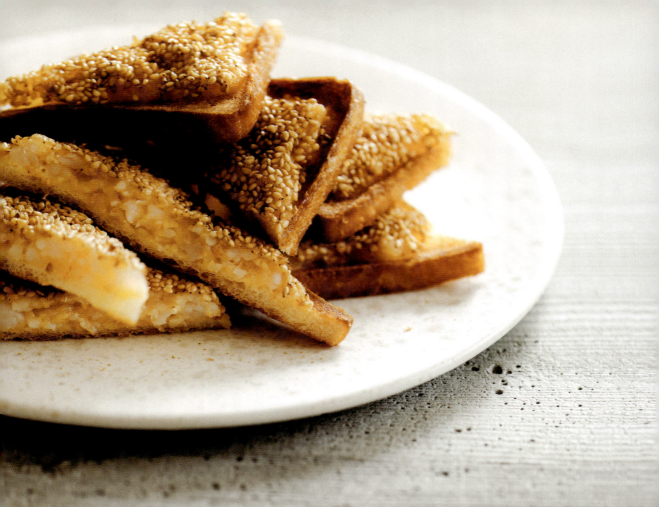

## えびのすり身揚げパン

食パンを使って、中華風のえびトーストに。
フライパンで揚げるので、耳までサクッとおいしくなります。

■材料

むきえび……120g
食パン……2枚

Ⓐ 片栗粉……小さじ2
　 溶き卵……1/2個分
　 にんにく(すりおろし)……小さじ1/2
　 塩……小さじ1/2
　 こしょう……少々

白いりごま……大さじ2
油……適量

■作り方

1. むきえびは刻んでたたき、ボウルに入れ、Ⓐを加えて混ぜる。

2. 食パン1枚に1の1/2量をのせ、白いりごま大さじ1をまぶす。同様にもう1枚作る。

3. フライパンに油を高さ1cmほど中火で熱し、2のごまの面を下にして入れる。きつね色になったら裏返し、こんがりと揚げる。油をきってそれぞれ4等分に切る。

# フィンガーパイ

冷凍パイシートに野菜やくるみをのせ、トースターで焼くだけでサクサクおいしいオードブルに。おやつにも、ちょっとしたおもてなしにもなります。

■材料
冷凍パイシート（20×20cm）
　　　　　　　　……1枚
ブロッコリー……1/4個
ミニトマト……3個
くるみ……5粒
マヨネーズ……適量
オリーブオイル……適量
塩、粗びき黒こしょう……各少々
パルメザンチーズ
（すりおろし）……適量

■作り方

1. ブロッコリーは小房に分ける。ミニトマトは半分に切る。

2. 冷凍パイシートは5×5cmに切り、それぞれにフォークの先で空気穴をあける。次の組み合わせで順にのせる。
   **あ)** マヨネーズ、ブロッコリーの小房1個
   **い)** 半分に切ったミニトマト1個、オリーブオイル、塩・粗びき黒こしょう
   **う)** くるみ1粒、パルメザンチーズ

3. 温めておいたトースターまたは220℃に温めたオーブンの天板に**2**を並べ、10分ほど焼く。

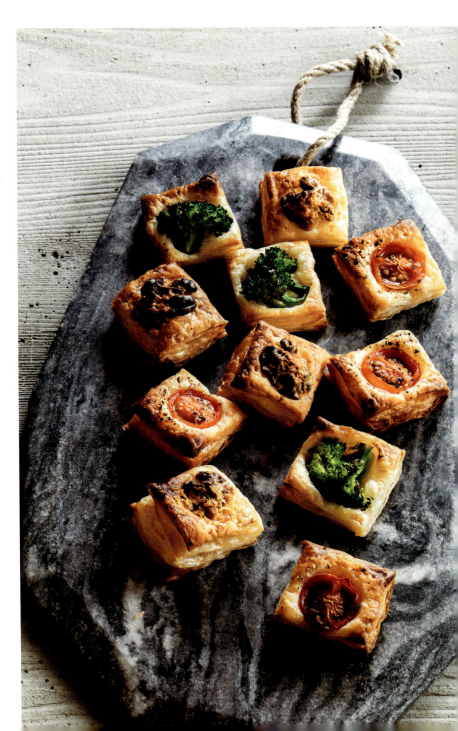

# 花がつおの揚げ出し豆腐

かつお節を衣にするから、
時間がたっても衣がカリッとしています。
衣自体にもかつおの味がついていておいしさ倍増。
さっと煮たえびを飾って。

■材料(作りやすい分量)

木綿豆腐……1丁
むきえび……4尾
小麦粉……大さじ2
水……大さじ1
花がつお……20g
油……適量

だし汁……150ml
しょうゆ……大さじ3
みりん……大さじ3

細ねぎ……適量

■作り方

1. 豆腐はクッキングペーパーで包み、電子レンジに2〜3分かけて水切りする。4等分に切る。

2. 小麦粉を水で溶き、**1**の豆腐をくぐらせて花がつおをまんべんなくまぶす。

3. フライパンに油を1cmほど入れて中火で熱し、**2**を並べる。転がしながら側面もカリカリになるまで揚げ、油をきる。

4. 鍋にだし汁、しょうゆ、みりんを入れて煮立て、えびを加えてさっと煮る。

5. **4**を器にはり、揚げたての**3**を盛る。斜め切りにした細ねぎを散らす。

### 慈愛MEMO

かつお節は、体内では作られない必須アミノ酸を含み、**体や髪、皮膚の回復に大きく役立ちます**。えびは低脂肪のたんぱく質。カリウム、カルシウム、マグネシウム……と栄養たっぷりで、進んで食べたい食材です。

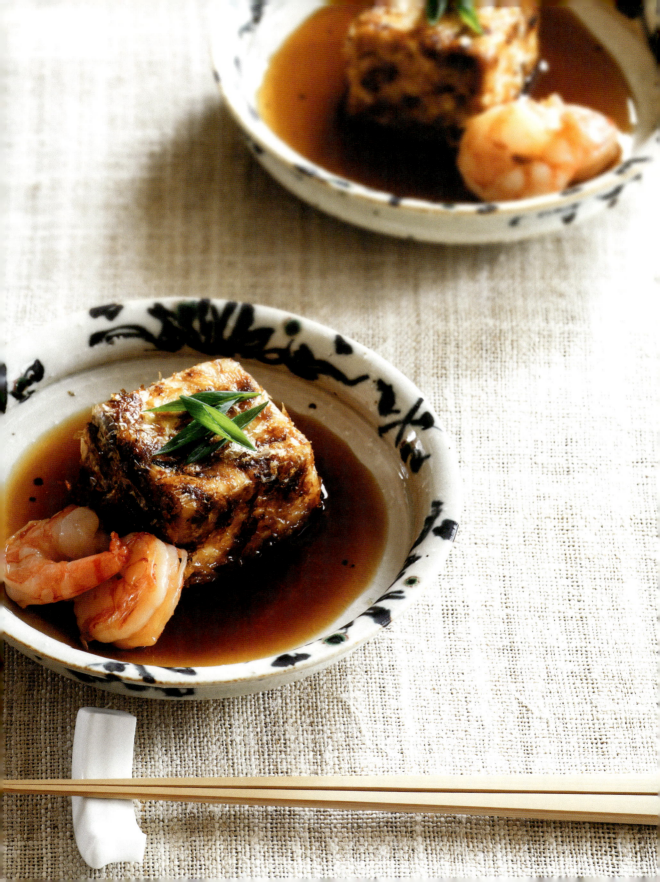

# 切り干し大根とあさりのエスニック風

短い時間で炒めるから、切り干し大根のシャキシャキとした食感が楽しめます。
切り干し大根があさりの旨味を吸って、深い味わいに。

■材料
切り干し大根……40g
あさり（むき身）……80g
にら……1/2束
にんにく……1/2片
酒……大さじ1
ナンプラー……大さじ1と1/2
こしょう……少々
油……大さじ2

■作り方
1. 切り干し大根はよく洗い、水適量に2〜3分浸けて戻し、ざく切りにする。にらは4cm長さに切る。にんにくは縦半分に切って芯を取る。

2. フライパンに油を入れ、にんにくを入れて弱火でじっくりと炒める。香りがたってきたら中火にし、あさりのむき身を加えてさっと炒める。酒を加え、煮立ったら1の切り干し大根を加え炒め合わせる。ナンプラー、こしょうを加えて手早く混ぜる。最後ににらを加え炒め合わせる。

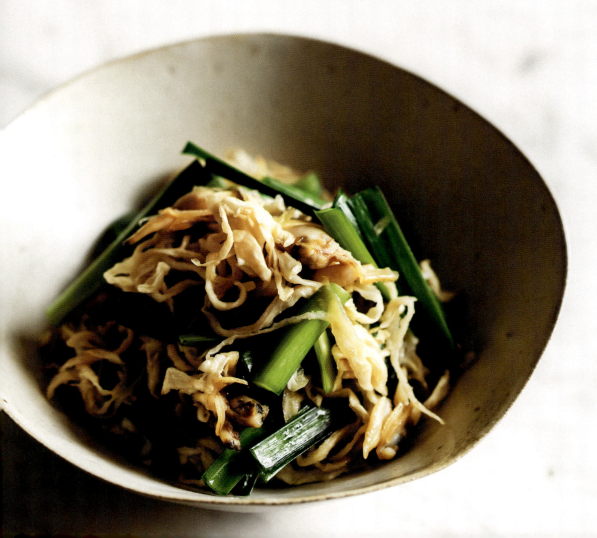

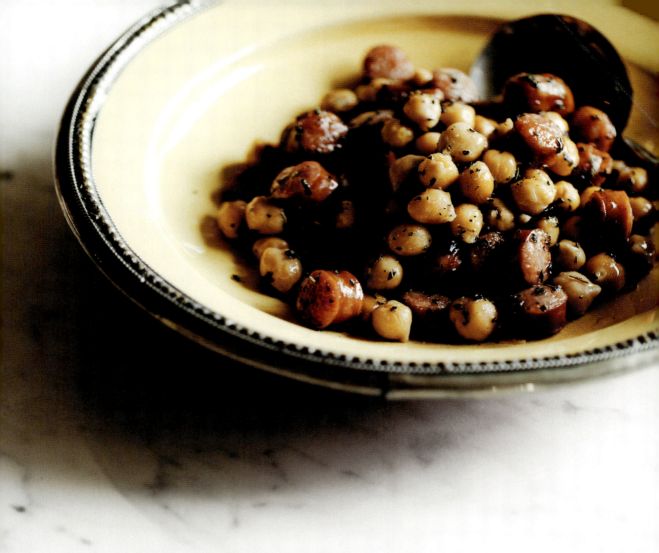

## ひよこ豆とソーセージのソテー

ソーセージとひよこ豆を炒めるだけの簡単レシピですが、
ドライオレガノを仕上げにふれば、レストランの味に。

■材料

ソーセージ……6本
ひよこ豆
（水煮またはドライパック）……120g
ドライオレガノ……小さじ1
塩、こしょう……各少々
オリーブオイル……大さじ1

■作り方

1. ソーセージは5mm幅の小口切りにする。ひよこ豆は汁けをきる（ドライパックの場合はそのまま使う）。

2. フライパンにオリーブオイルを中火で熱し、ソーセージを加え炒める。しっかりと焼き色がついたらひよこ豆、ドライオレガノを加え炒め合わせ、塩、こしょうで味をととのえる。

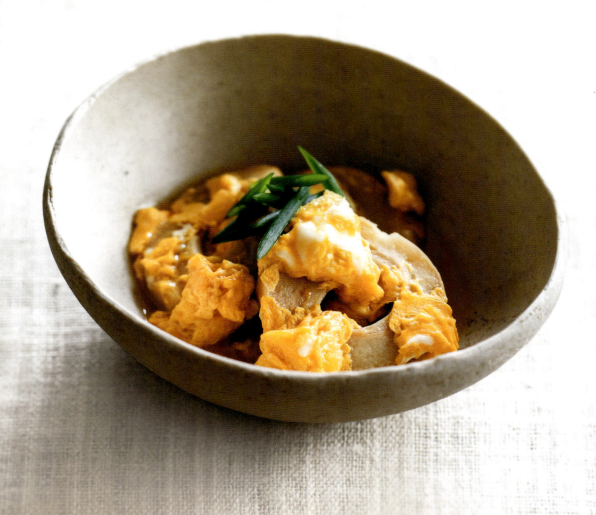

## 車麩の卵とじ

ふくふくと膨らんだ車麩から、ジュワッとおだしがしみ出します。
鍋に卵液を入れたらすぐ火を止め、半熟の卵をからめて。

■材料

車麩……3個
卵……2個
細ねぎ……2本
だし汁……150ml

Ⓐ 砂糖……小さじ2
　 みりん……大さじ1
　 しょうゆ……少々
　 塩……小さじ1/2

■作り方

1. ボウルに車麩を入れ、お湯（分量外）を注いで戻す。やわらかくなったら、手のひらで軽く押しながら水けをきる。卵は溶きほぐしておく。細ねぎは斜め切りにする。

2. 鍋にだし汁とⒶを入れて中火にかけ、車麩を加える。弱火にし、10分ほど煮る。全体に味がしみたら、卵液を流し入れ、火を止める。

3. 器に移し、細ねぎを添える。

# 明太卵焼き

明太子丸ごと1本を卵焼きで包んでしまいます。
白いごはんのおともにも、お弁当のおかずやおつまみにも。

■材料

卵……3個
明太子……1本

Ⓐ 砂糖……小さじ2
　みりん……大さじ1
　塩……少々

油……小さじ1

■作り方

1. ボウルに卵を溶きほぐし、Ⓐを加え、白身をきるようによく混ぜ合わせる。

2. 卵焼き用フライパンに油を入れて中火で熱し、**1**の1/3量を流し入れ、明太子をのせる。端から巻いていき、端に寄せたら再び**1**の1/3量を流し入れ、巻く。残りの**1**も同様に流し入れ、巻いていく。

3. 食べやすい大きさに切る。

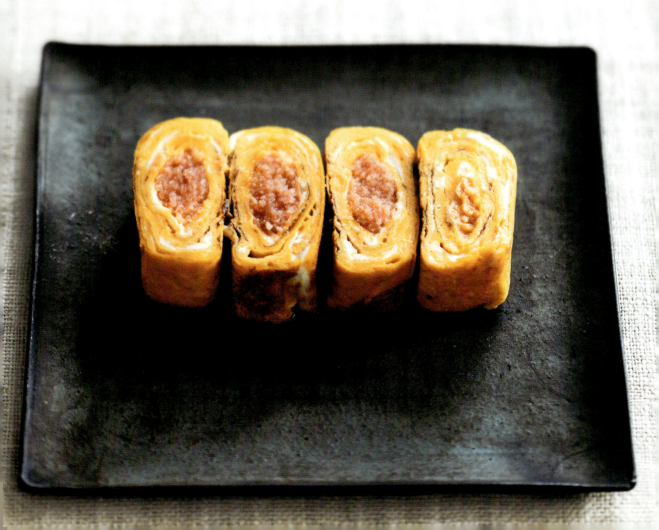

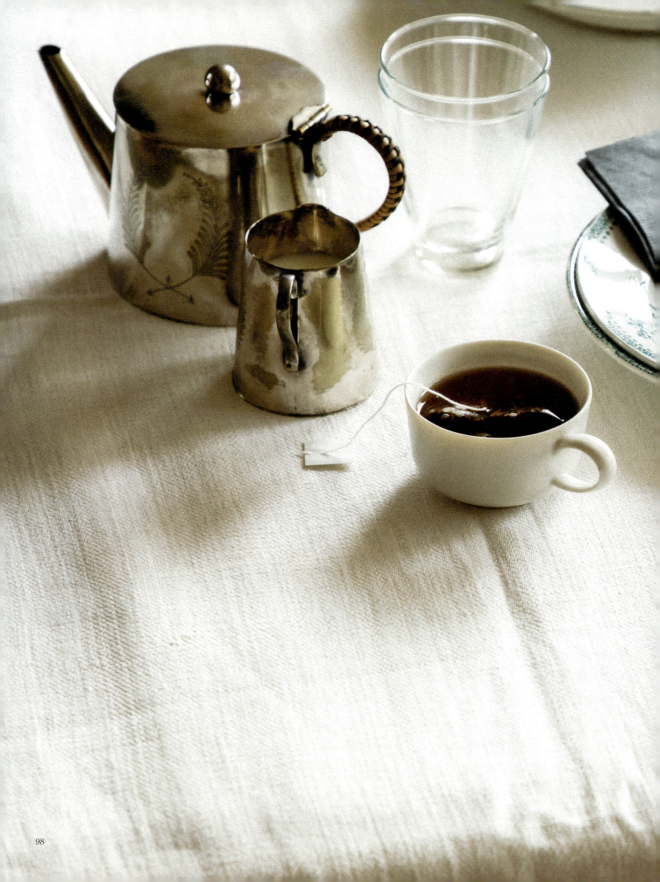

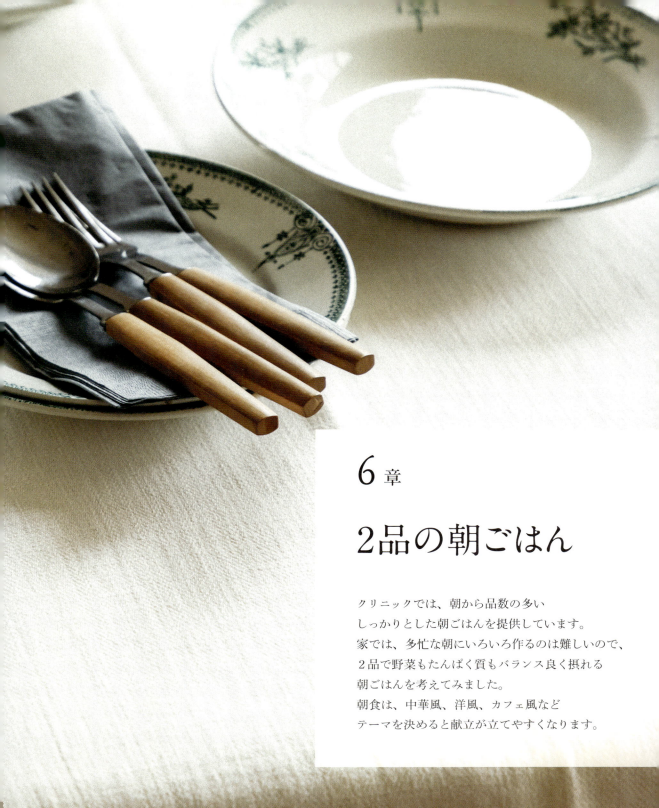

6章

# 2品の朝ごはん

クリニックでは、朝から品数の多い
しっかりとした朝ごはんを提供しています。
家では、多忙な朝にいろいろ作るのは難しいので、
2品で野菜もたんぱく質もバランス良く摂れる
朝ごはんを考えてみました。
朝食は、中華風、洋風、カフェ風など
テーマを決めると献立が立てやすくなります。

# 中華がゆと卵焼きの朝ごはん

たくあんを入れて丸く焼いた台湾風の卵焼きと、
鶏肉のだしで煮て
ザーサイと厚揚げを添えた香港風のおかゆ。
おかゆは、ミキサーで撹拌すれば、よりトロトロになります。

## 中華がゆ

### ■材料
ごはん……200g
鶏もも肉……100g
厚揚げ……1/4丁（約60g）
水……600ml
しょうが（薄切り）……4枚
塩……小さじ1
ザーサイ……50g
ごま油……適量
香菜……適宜

### ■作り方

1. 鶏もも肉は2cm角に切る。

2. 鍋に水、しょうが、**1**の鶏肉を入れて中火にかける。沸騰したら弱火にし10分ほど煮る。ごはん、塩を加え、米粒がやわらかくなるまでふたをして15〜20分ほど煮る（途中水分がなくなったら水を足す）。

3. 厚揚げは3cm角に切り、フライパンで軽く焦げ目がつくまで中火で焼く。ザーサイは細切りにする。

4. 器に**2**をよそい、**3**の厚揚げ、ザーサイをのせてごま油をかける。好みで香菜を添える。

## 台湾風卵焼き

### ■材料
卵……4個
たくあん……80g
細ねぎ……10本
塩……小さじ1/2
こしょう……少々
砂糖……小さじ1
にんにく（すりおろし）……小さじ1/2
ごま油……大さじ1
油……大さじ1

### ■作り方

1. たくあんは粗みじん切りにする。細ねぎは根元を切り落として小口切りにする。

2. フライパンにごま油、にんにくを入れて中火で熱し、**1**のたくあん、細ねぎ、塩、こしょうで濃いめに味をととのえる。

3. ボウルに卵を溶きほぐし、砂糖、**2**を加え混ぜる。

4. フライパンに油を中火で熱し、**3**を流し入れかき混ぜる。焼き色がついたら裏返し、両面をこんがりと焼く。

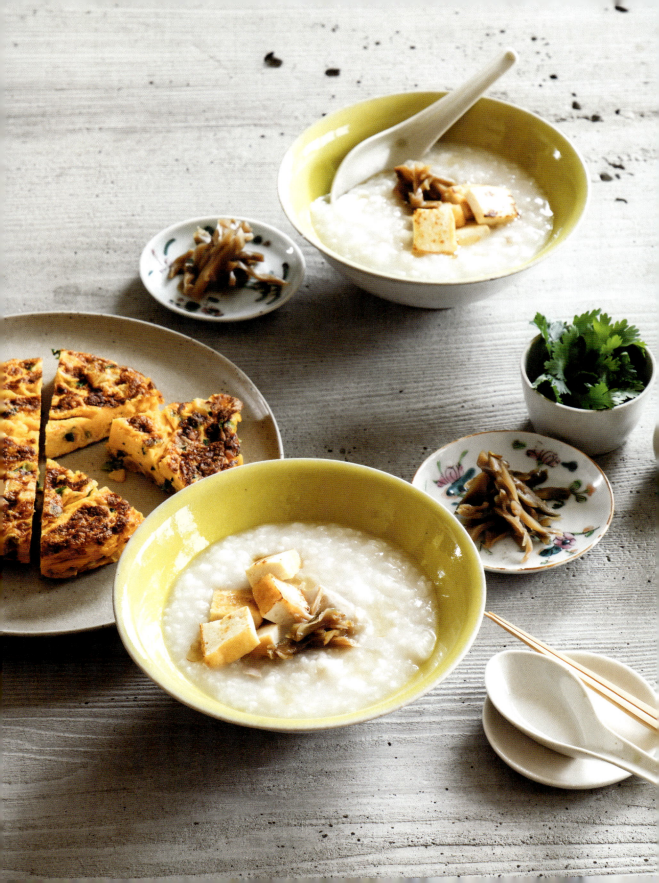

# フレンチトーストとスープの朝ごはん

ポトフ風スープは、野菜を大きく切ってスープで煮るだけ。
ゴロゴロとした食感で、満足感のあるおいしさです。
豆乳で作ったフレンチトーストは、良質のたんぱく質や
イソフラボンを含み、お味もまろやかです。


## 豆乳フレンチトースト

### ■材料

バゲット……1/2本

Ⓐ 豆乳……150ml
 ┃ 卵……2個
 ┃ 砂糖……大さじ1/2
 ┃ 塩……少々

バター……大さじ1
油……大さじ1
メイプルシロップ……適宜

### ■作り方

1. ボウルにⒶを入れ、よく混ぜ合わせる。バゲットは1.5cm幅の斜め切りにする。

2. ジッパー付き保存袋に1を合わせ、20分以上おく。

3. フライパンにバター、油を弱火で熱し、2を並べる。ふたをして、途中上下を返しながら15分ほどかけてふっくらと焼きあげる。好みでメイプルシロップをかける。


## ポトフ風スープ

### ■材料

じゃがいも……2個
にんじん……1本
玉ねぎ……1個
ソーセージ……2本
固形コンソメ……1個
白ワイン……50ml
塩……小さじ1/2
粗びき白こしょう……適量
水……500ml

### ■作り方

1. じゃがいもは皮をむいて半分に切る。にんじんは皮をむいてたて半分に、玉ねぎは8等分のくし形に切る。

2. 鍋に水、1の野菜を入れて中火にかける。煮立ったら、コンソメ、白ワイン、塩、ソーセージを入れて、野菜がやわらかくなるまで弱火で20〜30分煮る。塩（分量外）、粗びき白こしょうで味をととのえる。

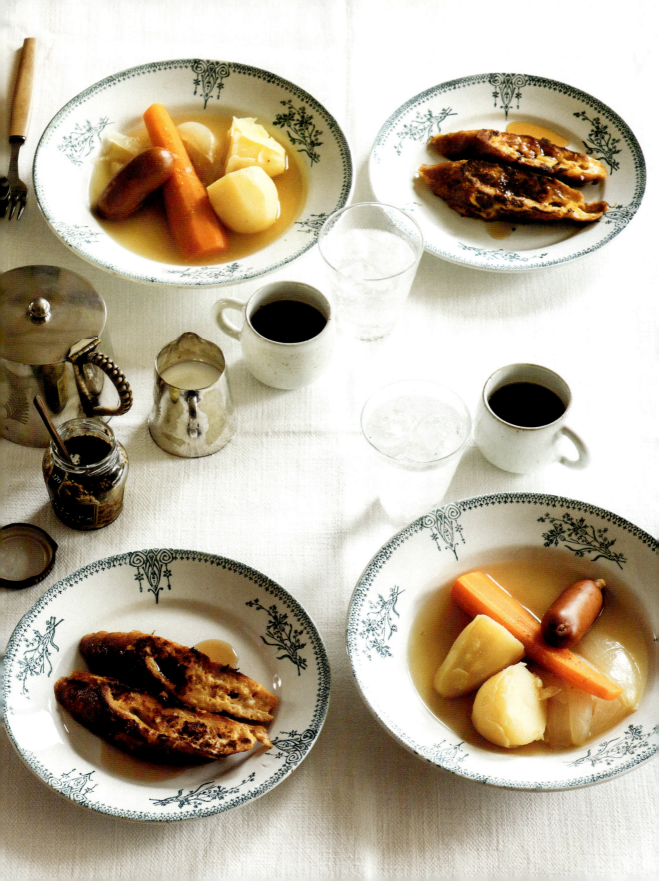

# ボリュームサラダとトーストの朝ごはん

ボリュームサラダを作るコツは、肉や卵などの
たんぱく質を入れ、ブロッコリーとアボカドのように、
食感の違う野菜を組み合わせること。パンは
バナナとピーナッツバターをのせ、パワーの出るトーストに。

## ボリュームサラダ

**■材料**

ベーコン（厚切り）……2枚
アボカド……1個
サニーレタス……5〜6枚
ブロッコリー……1/4個
温泉卵……2個

ドレッシング
| アマニ油 または
| 　オリーブオイル……大さじ4
| 白ワインビネガー……大さじ2
| 塩……小さじ1
| こしょう……少々

粗びき黒こしょう……少々

**■作り方**

1. ベーコンは半分に切り、フライパンでしっかりと焼く。

2. アボカドは種と皮を除いてひと口大に切る。サニーレタスは冷水に5分ほどさらし、水けをきって食べやすい大きさにちぎる。ブロッコリーは小房に分け、熱湯でさっとゆでる。

3. ボウルにドレッシングの材料を合わせ、**2**の野菜を加えてざっくりと混ぜ合わせる。

4. 器に**3**を盛って、**1**のベーコンをのせて粗びき黒こしょうをふる。温泉卵をのせる。

## バナナピーナッツバタートースト

**■材料**

バナナ……1本
ピーナッツバター（甘くないもの）……大さじ2
はちみつ……大さじ1
食パン……2枚

**■作り方**

1. バナナは5mm幅の輪切りにする。

2. 食パンはトーストし、ピーナッツバターを塗る。**1**のバナナをのせ、はちみつをかける。

### 慈愛MEMO

1本約85kcalと意外と低カロリーなバナナは、エネルギー源となる炭水化物を含み、朝食にぴったりの食材。カリウムも多く、**むくみを取ってくれます**。また、葉酸も豊富なので、**授乳中の方にもおすすめです**。

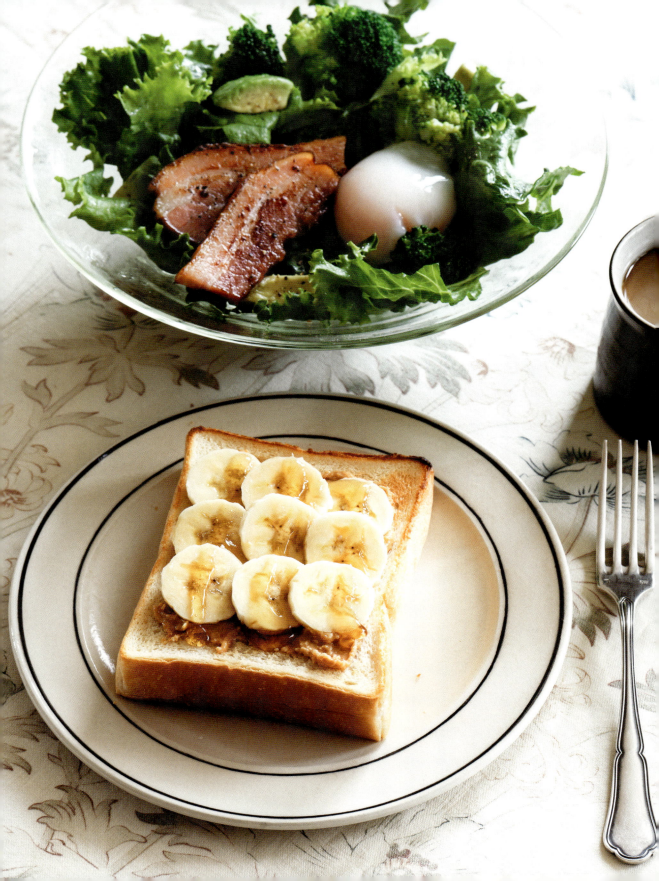

# ホットドッグとスクランブルエッグの朝ごはん

キャベツをバターで炒めるから、
パンにバターを塗る手間がなく、
コクのあるおいしいホットドッグになります。
少し焦げ目をつけたソーセージをはさんで。

## バターキャベツのホットドッグ

■材料
キャベツ……1/4個
ソーセージ……2本
ホットドッグ用のパン……2個
バター……大さじ1
塩……小さじ1/2
こしょう……少々
粗びき黒こしょう……少々

■作り方
1. キャベツは千切りにする。

2. フライパンにバターを入れて中火
   で熱し、1のキャベツを加え、塩、
   こしょうをし、しんなりするまで
   炒める。フライパンの端の方でソー
   セージも一緒に焼く。

3. ホットドッグ用のパンに切り込み
   を入れ、トースターで焼く。2の
   キャベツをはさみ、粗びき黒こし
   ょうをふり、ソーセージをのせる。

## トマトスクランブルエッグ

■材料
卵……4個
トマト……1個
塩……小さじ1/2
こしょう……少々
バター……大さじ2

■作り方
1. トマトはざく切りにする。ボウル
   に卵を溶きほぐし、塩、こしょう
   を加え混ぜる。

2. フライパンにバターを入れて中火
   で熱し、1のトマト、卵液を入れ
   る。ざっくりと混ぜながら、2/3
   ほど卵が固まってきたところで火
   を止めて皿に移す。

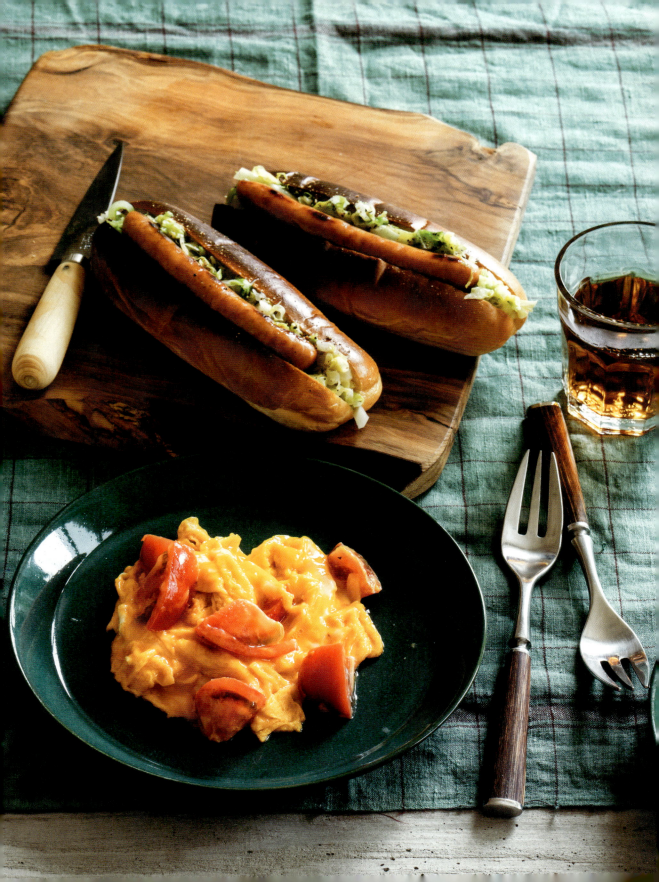

Clinic Column 4

# クリニックで人気の季節のグリーンスムージー

　毎日、朝食で出しているグリーンスムージーが大人気です。スムージーは生の酵素。野菜や果物をそのままジューサーなどで撹拌して作るので、酵素が破壊されることなく、効率よく摂取可能。酵素の働きにより代謝が高まり、内臓が動き出します。また、ビタミンやミネラルを壊すことなくたっぷり摂取できるので、体調を整えたり、美肌にも役立ちます。

　クリニックのスムージーは、冷凍バナナ（2cm幅に切ってから冷凍）と冷凍マンゴー、100%果汁ジュース少しを基本に、旬の果物や野菜を入れていきます。野菜は葉もの野菜をはじめとした緑のものを2種、果物も2種入ります。朝、食欲がない方にも、スムージーはおすすめです。

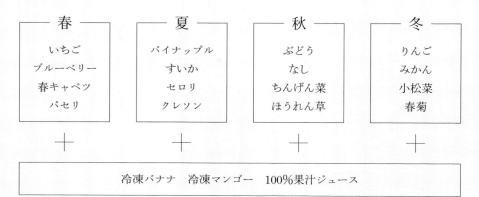

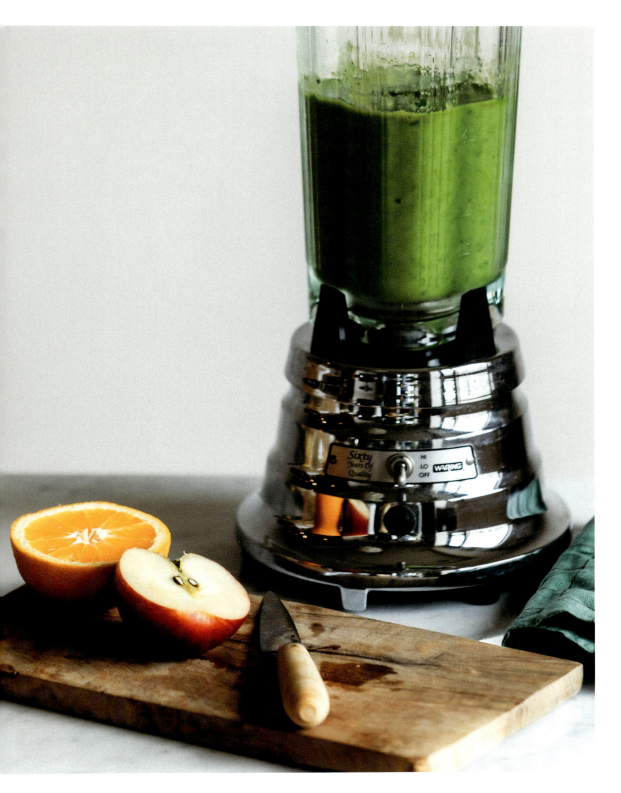

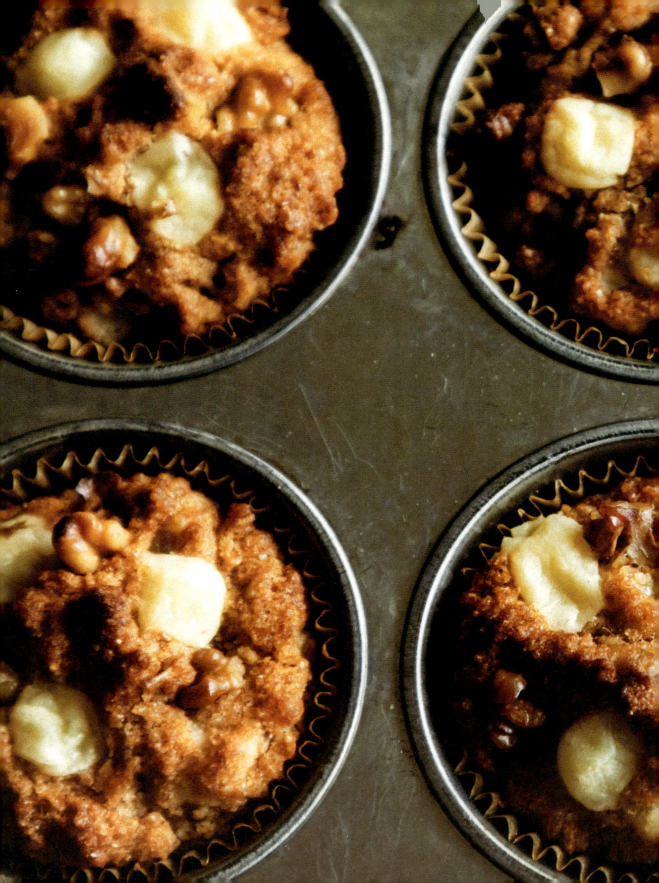

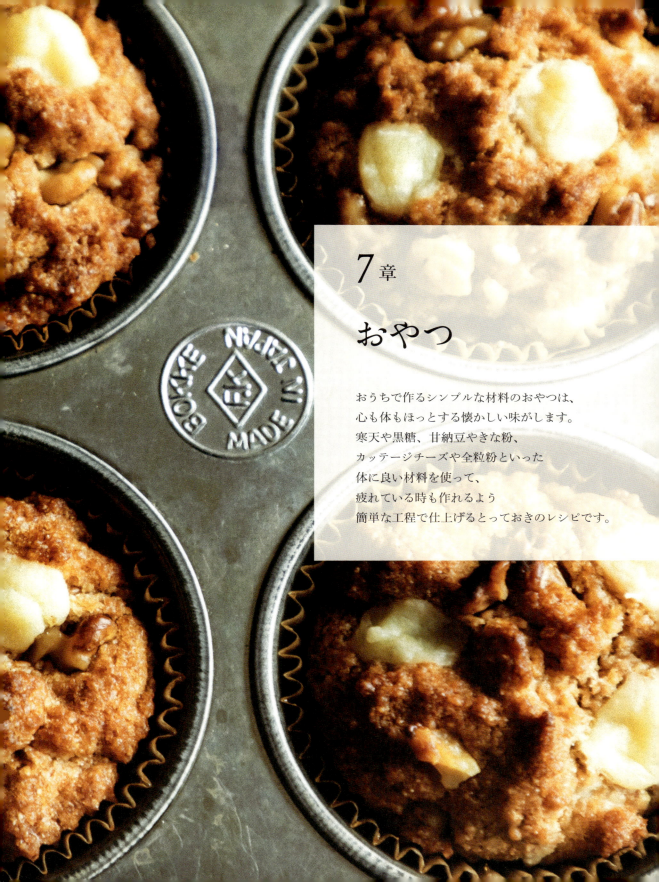

7章

# おやつ

おうちで作るシンプルな材料のおやつは、
心も体もほっとする懐かしい味がします。
寒天や黒糖、甘納豆やきな粉、
カッテージチーズや全粒粉といった
体に良い材料を使って、
疲れている時も作れるよう
簡単な工程で仕上げるとっておきのレシピです。

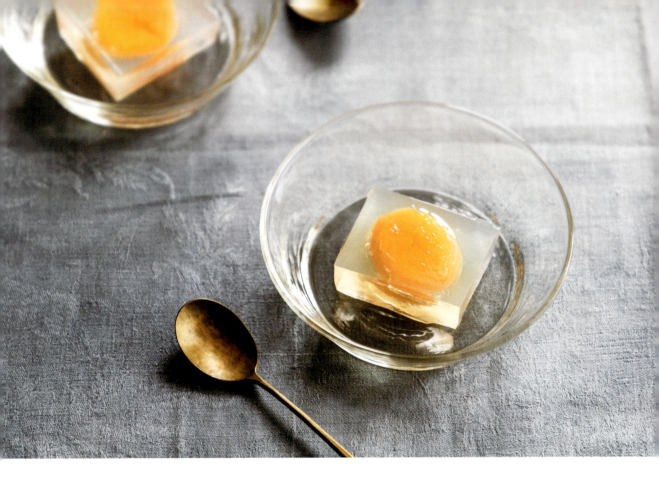

# あんずの寒天寄せ

型に寒天液を流し、あんずをポンポンポンと置いていくだけ。
あんずはやわらかくなり、見た目にも愛らしいおやつです。

■材料（12×18cmのバット1台分）
ドライアプリコット……8個

Ⓐ 粉寒天……5g
　水……500ml
　砂糖……60g

レモン汁……大さじ1

■作り方

1. 鍋にⒶを入れて弱火にかけ、沸騰したら2分ほどかき混ぜる。レモン汁を加え、バットに流し入れる。少し固まってきたら、ドライアプリコットを重ならないように入れる。

2. あら熱が取れたら冷蔵庫で冷やし固める。バットから出し、食べやすい大きさに切る。

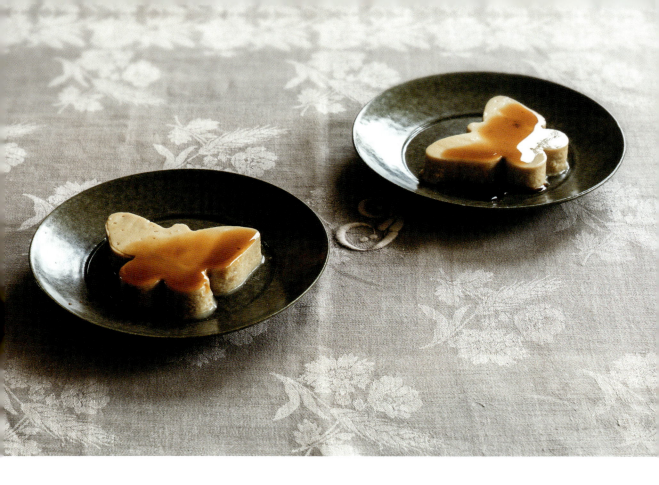

# 豆乳と黒糖の寒天寄せ

黒糖の香ばしくコクのある甘さが、豆乳に溶け込んで舌ざわりなめらか。寒天は好きな型で抜くのも楽しいです。

■材料（12×18cmのバット1台分）
豆乳……400ml
（室温に戻しておく）
黒糖（粉末）……50g

Ⓐ 粉寒天……5g
　 水……100ml

黒蜜……適量

■作り方

1. 鍋にⒶを入れて弱火にかけ、沸騰したら2分ほどかき混ぜる。黒糖を加え溶かす。

2. 1に豆乳をゆっくりと加えてかき混ぜ、バットに流し入れる。

3. あら熱が取れたら冷蔵庫で冷やし固め、バットから出して好みの型で抜く。器に盛り、黒蜜をかける。

### 慈愛MEMO

寒天は食物繊維が多く、**便秘の方**におすすめの食材。あんずも食物繊維が豊富で、β-カロテンや鉄分も多いので、**冷えや貧血の予防に**。肌の調子が悪い時や疲れている時は、黒糖が回復してくれます。

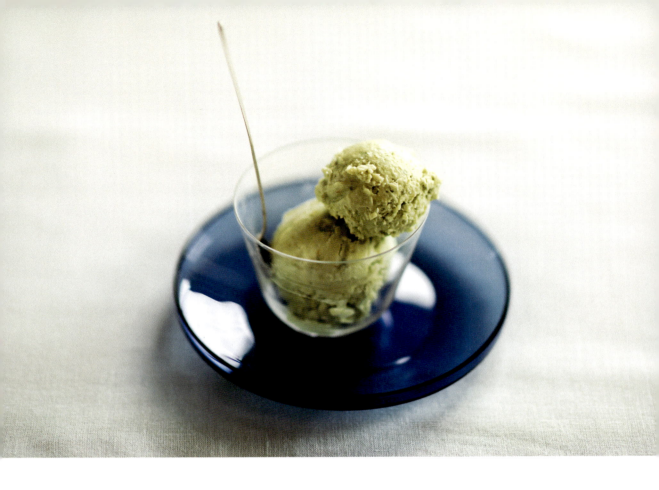

# アボカドアイスクリーム

何度も冷凍庫から出して混ぜる作業の必要ないアイスクリーム。
アボカドのコクとヨーグルトの酸味で飽きのこない味です。

■材料（作りやすい分量）
アボカド……1個
生クリーム……150ml
プレーンヨーグルト……50ml
砂糖……大さじ4

■作り方
1. アボカドは種と皮を除き、フォークなどでつぶしてペースト状にする。

2. ボウルに生クリーム、砂糖を入れてとろりとするまで泡立てる。プレーンヨーグルト、**1**を加えて混ぜ合わせる。

3. バットか保存容器に**2**を流し入れ、冷凍庫でひと晩冷やし固める。

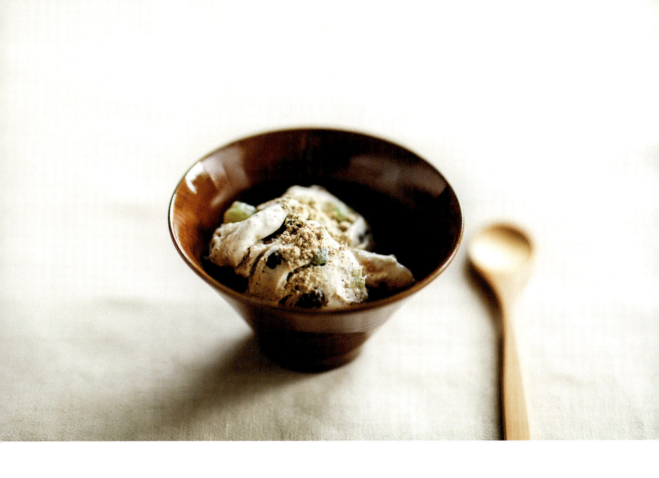

## 甘納豆ときな粉のアイスクリーム

市販のバニラアイスに、甘納豆ときな粉を混ぜて固めるだけ。
上品な出来上がりになります。お好みできな粉をふりかけて。

■材料（作りやすい分量）
バニラアイスクリーム
　　　　　……500g
甘納豆……大さじ4
きな粉……大さじ2

■作り方

1. バニラアイスクリームは冷凍庫から出しておくか、耐熱の器に移して電子レンジに30秒〜1分ほどかけ、やわらかくする。

2. 1に甘納豆、きな粉を加えて混ぜる。バットか保存容器に移し、冷凍庫で冷やし固め、好みできな粉（分量外）をふりかける。

### 慈愛MEMO

アボカドのビタミンEには抗酸化作用があり、**肌が乾燥した時など、美肌効果に期待**が持てます。甘納豆やきな粉はともに食物繊維と鉄分が含まれるので、**便秘や貧血気味の時に食べるといいですね。**

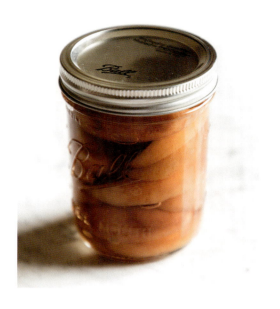

# りんごのコンポート

電子レンジで作るコンポートは、
りんごのシャキシャキした食感が少しだけ残り
フレッシュ感がとても美味。
カッテージチーズを添えてはちみつをかければ、立派なデザートに。

■材料

りんご……2個
砂糖……大さじ4
白ワイン……80ml
レモン汁……大さじ1

カッテージチーズ……大さじ4
はちみつ……適量
ミントの葉……適宜

■作り方

1. りんごは皮のままよく洗い、くし形に切る。

2. 耐熱のボウルに**1**、砂糖、白ワイン、レモン汁を入れてざっくりと混ぜる。ラップをかけて、りんごがしんなりするまで電子レンジで5〜8分加熱する。あら熱が取れたら冷蔵庫で冷やす。

3. 器に**2**を盛り、カッテージチーズを添えはちみつをかける。好みでミントの葉を。

### 慈愛MEMO

りんごは皮ごと食べたい栄養たっぷりの果物。**腸内環境の改善、むくみの解消、美肌効果、疲労回復**……と万能です。コンポートは冷蔵庫で約1週間、保存がききます。アップルパイにしたり、ヨーグルトに入れたりと、使い方は多種多様です。

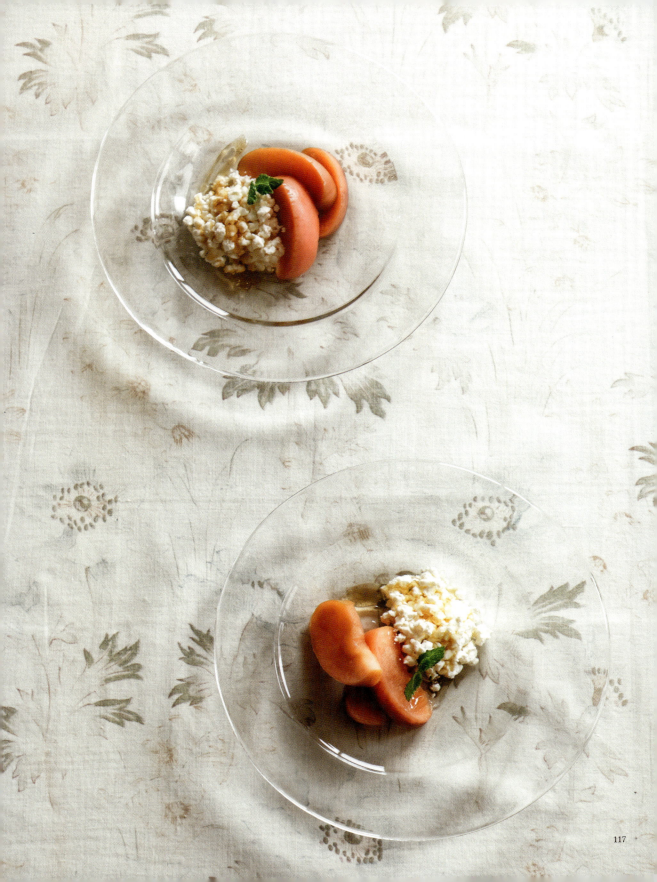

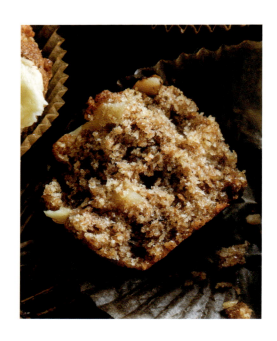

# 全粒粉のチーズナッツマフィン

粉もののケーキですが、
ボウルでどんどん混ぜていくだけの簡単レシピ。
甘さ控えめでチーズの塩味もあるので、夜食にもいいマフィンです。
ナッツの食感がおいしいアクセントに。

■材料（作りやすい分量）

全粒粉……200g
プロセスチーズ……80g
ミックスナッツ……40g
卵……2個
ベーキングパウダー……小さじ1
バター……60g
オリーブオイル……40ml
きび砂糖……40g

■作り方

1. バターは室温に戻しておく。プロセスチーズは5mm角に切り、ミックスナッツは粗みじん切りにする。

2. ボウルにバター、オリーブオイル、きび砂糖を合わせ、泡立て器で白っぽくなるまでよく混ぜる。卵を加えてとろりとするまで混ぜる。

3. 全体がなじんだら全粒粉とベーキングパウダーを合わせてふるい入れ、ゴムベラでさっくりと混ぜる。全体が混ざったら、1のチーズとナッツを加え混ぜる。

4. マフィン型に、3を型の八分目の高さまで入れる。天板に並べ、180℃に温めておいたオーブンで15〜20分焼く。

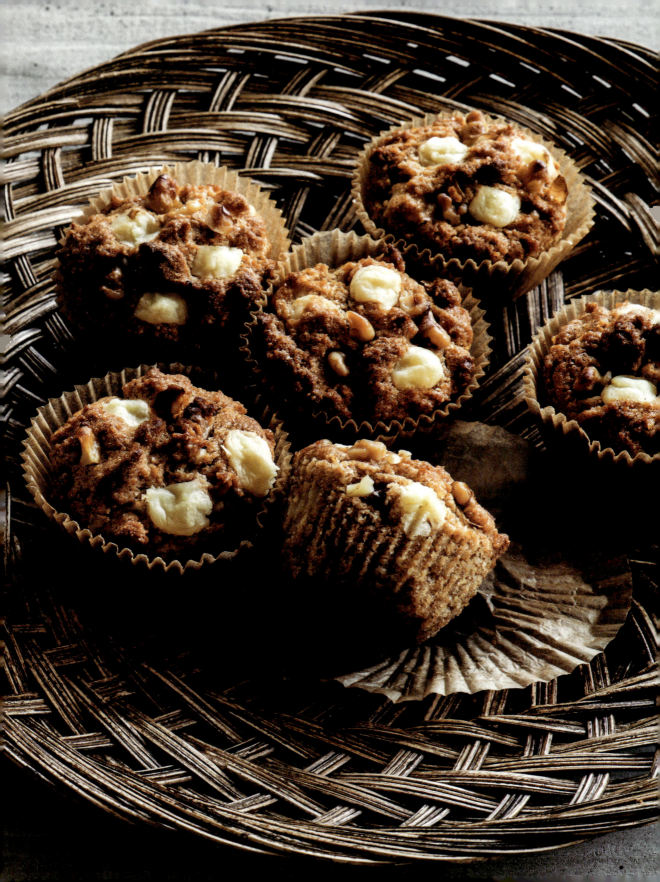

## Clinic Column 5

# 献立の立て方にはコツがあります

　栄養面でも味の面でもバランスがとれた献立は、お膳の上が調和して、相乗効果でさらにおいしく感じられます。そして、食後には幸福な満足感が訪れます。

　献立を立てる時は、メイン料理からでもいいですし、その日食べたい小鉢から考えても。自分の中でルールを作っておくと、さらに献立が立てやすくなります。私は次の5つのことに気をつけて献立作りをしています。

〈味のバランスを考える〉

塩味、酸味、甘味、辛味を合わせることで、飽きずに完食できます。また、それぞれの味が違って引き立つので、薄味でも満足できます。

〈食感のバランスを考える〉

やわらかいもの、歯ごたえがあるものを合わせることで食感が楽しめます。食材

で違いをつけたり、火の通し方や切り方など調理法で食感を変えたりします。

〈温度のバランスを考える〉

温かいもの、冷たいものを合わせると食べやすくなります。アツアツで出したい料理がある時は、他の料理はあらかじめ作って、冷蔵庫に入れておきます。

〈調理法のバランスを考える〉

献立は食べる側のことだけでなく、作る側の効率も考慮します。火を使うものを2品までにし、あとは電子レンジ調理や加熱しないものにすると、時間も短縮され、洗い物も減ります。

〈食材のバランスを考える〉

肉、魚、卵などから2種類のたんぱく質を取り入れます。メイン料理には必ず、季節野菜の付け合わせを少量でもいいのでつけます。

（左上から）蒸し鶏の甘酢ソース 野菜のせ（p.16）、花がつおの揚げ出し豆腐（p.92）、ミニトマトのおひたし（p.80）、おろしれんこん汁（p.64）、ひじきと桜えびと枝豆の混ぜごはん（p.48）

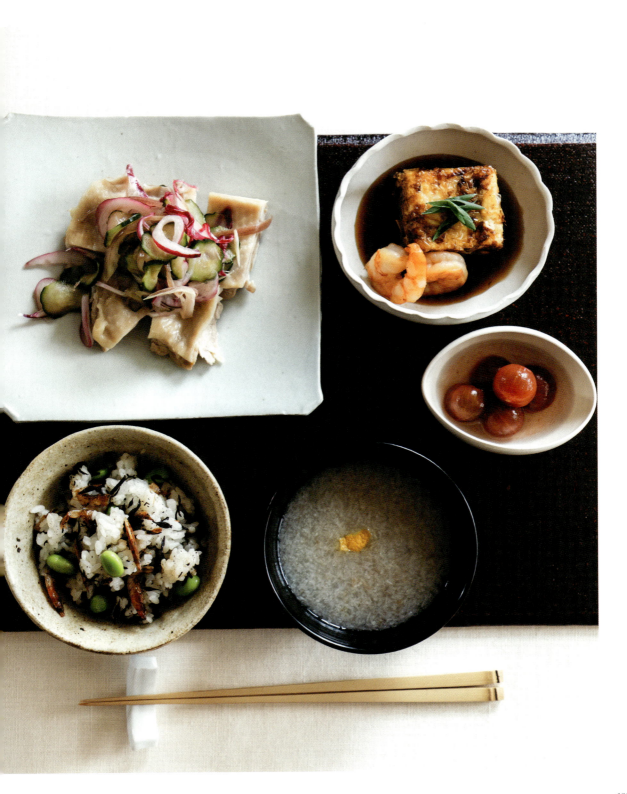

# 東京マザーズクリニックが大切にしていること

　東京マザーズクリニックは、全室個室で、24時間365日無痛分娩に対応する産院です。広島県の「ひさまつ産婦人科医院」を母体とし、長年培った産科医療の知見に加え、最新医療を提供しています。院長は、国立成育医療研究センター（現）で胎児診療科の医長を務めた、胎児診断・治療や臨床遺伝学（出生前診断）の第一人者、林 聡先生。質の高い医療を提供しています。

「大きな病院ではなかなか難しい、患者さんひとりひとりのニーズに応える個別対応を目指して開院しました。キーワードは"オーダーメイド"。医療のポリシーは守りつつ、個々の患者さんに合わせ、妊娠、出産、産後のケアを行っていきます」（林先生）

　ソファーもあって家族もくつろげる癒しの個室、おいしい食事と夜食やおやつまで出て、ホスピタリティにあふれた入院生活。それに加え、産後クラスや産後コンサートをはじめとしたイベントへの招待など、産後のケアや交流も手厚く、心に残る特別な出産経験をお手伝いしてくれます。

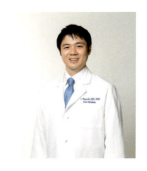

**院長・産婦人科医師　林 聡**（はやし さとし）

医学博士、産婦人科専門医。少年時代、野口英世の伝記に感銘を受け、医師を志す。1992年広島大学医学部卒業、1996年同大学大学院医学系研究科修了。県立広島病院産科婦人科医員、副部長を経て、フィラデルフィアこども病院・ペンシルバニア大学胎児診断・胎児治療センターへ留学。帰国後、国立成育医療研究センター（現）周産期診療部胎児診療科医員を経て医長。2012年に東京マザーズクリニックを開院し院長に就任。手がけた無痛分娩は4000件以上。趣味は9歳から習っているフルート。

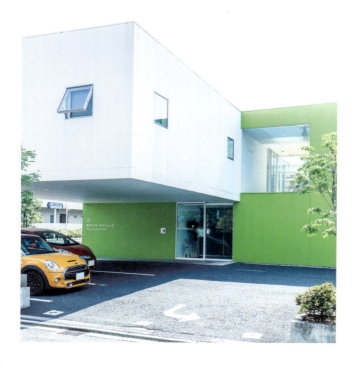

### DATA

| | |
|---|---|
| [電話] | 03-3426-1131 |
| [住所] | 東京都世田谷区上用賀4-5-1 |
| [予約] | 木曜、日曜、祝日を除く平日9:00～17:00、または土曜9:00～17:30に上記電話番号にて受付。 |
| [診療時間] | 月～水曜、金曜、土曜 9:00～12:30、14:00～17:30 |
| [休診] | 木曜、日曜、祝日 |
| [面会] | 13:00～20:00（赤ちゃんの兄弟姉妹の面会に限り子供可） |
| [アクセス] | 東急田園都市線用賀駅、小田急線成城学園前駅、東急大井町線上野毛駅などからそれぞれ路線バスが便利。詳細はHPに掲載。 |
| [駐車場] | あり |
| [ホームページ] | mothers-clinic.jp |

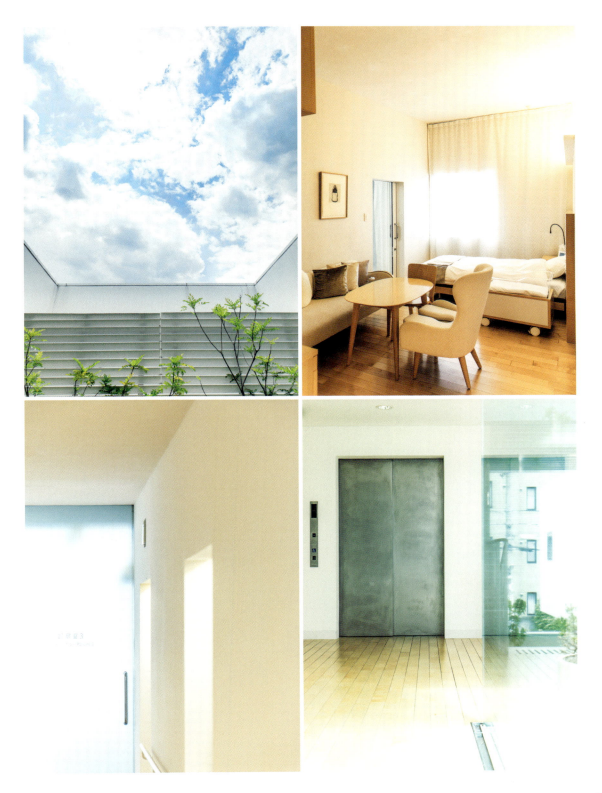

# 食材別さくいん

## 肉

| | |
|---|---|
| 牛肩ロース切り落とし肉 | 34 |
| 牛こま切れ肉 | 20,24 |
| 牛もも肉焼肉用 | 42 |
| 鶏ひき肉 | 62 |
| 鶏むね肉 | 50 |
| 鶏もも肉 | 16,28,100 |
| 豚こま切れ肉 | 40 |
| 豚バラ肉 | 22,44,66 |
| 豚バラ肉（かたまり） | 14 |

## 魚介

| | |
|---|---|
| あさり（むき身） | 94 |
| いか（刺身用） | 86 |
| かじきまぐろ（切り身） | 32 |
| 金目鯛（切り身） | 18 |
| さば（切り身） | 26 |
| しじみ | 67 |
| たら（切り身） | 30 |
| むきえび | 90,92 |

## 野菜

| | |
|---|---|
| アスパラガス | 14,71,81 |
| アボカド | 54,104,114 |
| いんげん | 86 |
| 枝豆（冷凍） | 48 |
| 大葉 | 46,81 |
| オクラ | 50,80 |
| かぶ | 78 |

| | |
|---|---|
| かぼちゃ | 60,86 |
| カリフラワー | 74 |
| キャベツ | 70,77,106,108 |
| きゅうり | 16 |
| クレソン | 34,108 |
| 小松菜 | 42,108 |
| さつまいも | 28,76 |
| サニーレタス | 104 |
| じゃがいも | 55,102 |
| 香菜 | 18,54,100 |
| 春菊 | 73,108 |
| ズッキーニ | 88 |
| スナップえんどう | 70,74 |
| セロリ | 40,60,81,108 |
| 大根 | 24,44,54,67 |
| 玉ねぎ | 34,60,71,102 |
| チコリ | 20 |
| ちんげん菜 | 77,108 |
| 豆苗 | 63 |
| トマト | 50,54,106 |
| 長いも | 22,70 |
| 長ねぎ | 18,24,30,67 |
| なす | 78 |
| にら | 94 |
| にんじん | 42,70,75,88,102 |
| 白菜 | 62 |
| パセリ | 108 |
| パプリカ | 76 |
| ピーマン（赤・緑） | 32 |
| フリルレタス | 72 |
| ブロッコリー | 91,104 |
| ほうれん草 | 108 |

| | |
|---|---|
| 細ねぎ | 54,92,96,100 |
| ミニトマト | 34,67,80,91 |
| みょうが | 16 |
| 紫玉ねぎ | 16 |
| モロヘイヤ | 66 |
| ルッコラ | 55 |
| レタス | 71 |
| れんこん | 28,64 |

## きのこ

| | |
|---|---|
| えのき茸 | 22,62 |
| しいたけ | 78,88 |
| しめじ | 18 |
| ホワイトマッシュルーム | 14 |
| 舞茸 | 18 |

## 大豆・卵・乳製品

| | |
|---|---|
| 厚揚げ | 100 |
| きな粉 | 115 |
| 納豆 | 54 |
| 豆乳 | 102,113 |
| 木綿豆腐 | 24,30,76,92 |
| 焼き豆腐 | 34 |
| 温泉卵 | 104 |
| 卵 | 20,40,54,66,77,88,90 |
| | 96,97,100,102,106,118 |
| 牛乳 | 67,74 |
| 生クリーム | 30,114 |
| プレーンヨーグルト | 32,114 |
| カッテージチーズ | 72,116 |

| | |
|---|---|
| クリームチーズ | 80 |
| 粉チーズ | 74 |
| スライスチーズ | 86 |
| パルメザンチーズ（すりおろし） | |
| | 91 |
| プロセスチーズ | 118 |
| モッツァレラチーズ | 30 |

## 米・麺・パン・小麦製品

| | |
|---|---|
| ごはん | 40,42,48,50,100 |
| 米 | 44 |
| そうめん | 46 |
| カッペリーニ | 54 |
| スパゲッティ | 54,55 |
| ペンネ | 55 |
| 食パン | 90,104 |
| バゲット | 102 |
| ホットドッグ用のパン | 106 |
| 春巻の皮 | 86 |

## 加工・保存食品

| | |
|---|---|
| 甘酒 | 28,60 |
| 甘納豆 | 115 |
| 梅干し | 22,46 |
| オイルサーディン | 54 |
| かつお節 | 7,22 |
| 切り干し大根 | 94 |
| 車麩 | 96 |
| くるみ | 91 |
| 黒いりごま | 76 |

| | |
|---|---|
| 黒蜜 | 113 |
| 黒糖（粉末） | 113 |
| ココナッツミルク | 50,62 |
| 粉寒天 | 112,113 |
| 昆布 | 7 |
| 桜えび | 48 |
| ザーサイ | 77,100 |
| 白いりごま | 78,90 |
| 白すりごま | 42,73,81 |
| ソーセージ | 95,102,106 |
| たくあん | 42,100 |
| たらこ | 55 |
| ちりめんじゃこ | 46 |
| トマトジュース | 60 |
| ドライアプリコット | 112 |
| ドライオレガノ | 95 |
| 生ハム | 55 |
| 煮干し | 7 |
| 海苔 | 42 |
| 花がつお | 92 |
| バニラアイスクリーム | 115 |
| 春雨 | 67 |
| ひじき（乾燥） | 48 |
| ピーナッツバター | 104 |
| 100%果汁ジュース | 108 |
| ひよこ豆 | |
| （水煮またはドライパック） | 95 |
| ベーコン（厚切り） | 104 |
| 干しえび | 63 |
| ミックスナッツ | 72,118 |
| 明太子 | 97 |
| 冷凍パイシート | 91 |

| | |
|---|---|
| レーズン | 75 |

## 果物

| | |
|---|---|
| いちご | 108 |
| オレンジ | 75 |
| すいか | 108 |
| なし | 108 |
| パイナップル | 108 |
| バナナ | 104 |
| ぶどう | 108 |
| ブルーベリー | 108 |
| みかん | 108 |
| 柚子の皮 | 44,64 |
| りんご | 73,108,116 |
| レモン | 26,86 |
| レモン汁 | |
| | 32,54,62,72,73,75,112,116 |
| 冷凍バナナ | 108 |
| 冷凍マンゴー | 108 |

## ハーブ

| | |
|---|---|
| ドライオレガノ | 95 |
| ミントの葉 | 75,116 |
| ローズマリー | 28 |

# おわりによせて

私がクリニックを開院しようと思った時に
最もこだわりたいと考えていたことのひとつが、入院する妊産婦さんたちの食事でした。
食事は1日3回ありますし、それまでの医師としての経験から
病院では、食事が何よりも楽しみだと感じていたからです。

そこですぐに思いついたのが、妊娠中から主治医を担当していた鈴木 薫さんでした。
料理家としての実績も十分にお持ちで、何よりその温かいお人柄が、
今回お願いしたい病院のコンセプトにピッタリだと思ったのです。
そして、鈴木さんとは、素材にこだわり、疲れた妊産婦さんの体の回復にも役立ち、
家庭的で温かみのある食事を提供する、
ということで意見が一致し、すぐに方向性が決まりました。

以来、鈴木 薫さんには監修だけでなく、
献立作り、レシピ作成、食器選びから全てを担当していただいています。
そしてご多忙ななか、頻繁に、料理のクオリティや厨房の様子を
確認に来てくださり、心より感謝しています。

今では、あの食事が楽しみで
二人目の出産も我々のクリニックにしてくださった、という方もいるほどです。
私も、毎日お昼をいただき、また夜中にお産がある時は、
朝ごはんや晩ごはんも食べますが、とてもおいしく健康的で、
我々のコンセプトに合ったものだと実感しています。

私たちは、栄養指導や、体に良い食事の提案も、女性が健康を保ち、
出産、育児を頑張っていく上でのサポートだと考えています。

この本が、皆様の健やかな心身を保つ一助になればと祈っています。

東京マザーズクリニック　院長

林 聡

私はクリニックで栄養指導を行っていますが、
出産を経験する女性に限らず、全ての女性にとって大切だと日々感じるのは、
辛いことや疲労を乗りきる活力を与えてくれる、毎日の食事です。
鈴木 薫さんのお料理は、ただ栄養を摂るためのものではなく、
おいしく華やかで、味付けやメニューに毎食少しのサプライズがあり、
次の食事が待ち遠しくなるような楽しみがちりばめられています。
私も個別の栄養指導やマザークラス、産後クラスでお話しするのは、
栄養のことばかり考えるのではなく、
食事を楽しんで、おいしくいただくことの大切さです。
そうやって食べていれば、結果的にバランス良く何でも食べられて、
心も体も喜ぶ食事になるからです。子育ても、毎日の生活も、元気がないと続きません。
温かいものを食べてゆっくり休めば、朝起きてまた頑張ろうと思えるはずです。

　　　　　　　　　　　　　　　　　　　東京マザーズクリニック　管理栄養士
　　　　　　　　　　　　　　　　　　　　　　　　　　　　　　鈴木享子

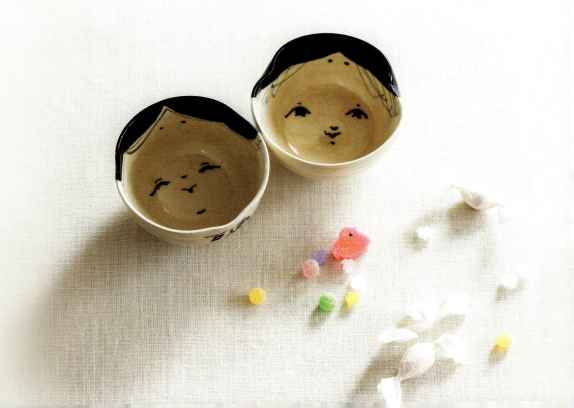

| | |
|---|---|
| 監修 | 東京マザーズクリニック |
| 装幀 | 椋本完二郎 |
| 撮影 | 加藤新作 |
| スタイリング | 佐々木カナコ |
| 料理アシスタント | 磯野えり子 |
| 撮影協力 | 高玉俊也（ホスフェクス株式会社） |
| 編集・文 | 大塚もなみ |
| 編集担当 | 有田絵里奈（世界文化社） |
| 校正 | 株式会社円水社 |

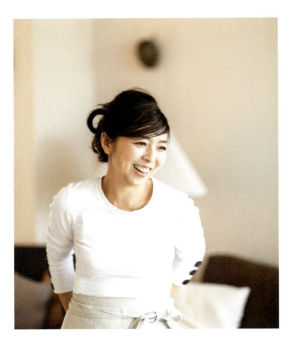

**著者**
**鈴木 薫**（すずき かおる）

料理研究家。小学校から短大まで立教女学院で学ぶ。卒業後、料理、茶道、華道、マナーなどを勉強し、2000年に開いた料理教室が評判となり、雑誌、テレビなどで活躍。簡単で洒落たおもてなし料理や、野菜をふんだんに使った家庭料理に定評がある。4世代で暮らした子供時代に、家族が毎日、母の料理を楽しみに食卓を囲んだことが料理の原点。現在、夫と双子の女の子、男の子との5人暮らし。著書に、『野菜でつまみ』（学研プラス）など多数。2012年の開院以来、東京マザーズクリニックの入院食監修、レシピ制作を担当している。

## 東京マザーズクリニックの慈愛ごはん

発行日　2019年11月10日　初版第1刷発行

発行者　秋山和輝
発行　株式会社 世界文化社
　　　〒102-8187
　　　東京都千代田区九段北4-2-29
　　　電話　03-3262-5751（編集部）
　　　　　　03-3262-5115（販売部）

印刷・製本　凸版印刷株式会社
DTP　株式会社明昌堂

©Kaoru Suzuki,
Sekaibunka-sha, 2019. Printed in Japan
ISBN 978-4-418-19322-6

無断転載・複写を禁じます。
定価はカバーに表示してあります。
落丁・乱丁のある場合はお取り替えいたします。

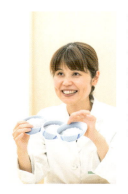

**栄養監修**
**鈴木 享子**（すずき きょうこ）

管理栄養士。保育士としての経験から食の大切さを実感し、管理栄養士免許を取得。大学病院勤務、食育講師などを経て、2014年より東京マザーズクリニックに勤務。患者さん個々の食事や育児の相談にのり、マザークラスなども受け持つ。1日10合のごはんを二人で平らげる、中高生男子の母でもある。